本书为第四次全国中药资源普查项目山东省海阳

采药记

——野外探寻本草原貌

步瑞兰　辛晓伟　王聪聪　著

人民卫生出版社
·北京·

图书在版编目（CIP）数据

采药记 ：野外探寻本草原貌 / 步瑞兰，辛晓伟，
王聪聪著. -- 北京 ：人民卫生出版社，2025. 5.

ISBN 978-7-117-37720-1

Ⅰ. R281-49

中国国家版本馆 CIP 数据核字第 202551P1F4 号

人卫智网	www.ipmph.com	医学教育、学术、考试、健康，购书智慧智能综合服务平台
人卫官网	www.pmph.com	人卫官方资讯发布平台

采药记——野外探寻本草原貌

Caiyao Ji——Yewai Tanxun Bencao Yuanmao

著　　者：步瑞兰　辛晓伟　王聪聪
出版发行：人民卫生出版社（中继线 010-59780011）
地　　址：北京市朝阳区潘家园南里 19 号
邮　　编：100021
E - mail：pmph @ pmph.com
购书热线：010-59787592　010-59787584　010-65264830
印　　刷：北京汇林印务有限公司
经　　销：新华书店
开　　本：710×1000　1/16　　印张：20
字　　数：266 千字
版　　次：2025 年 5 月第 1 版
印　　次：2025 年 5 月第 1 次印刷
标准书号：ISBN 978-7-117-37720-1
定　　价：128.00 元

打击盗版举报电话：010-59787491　E-mail：WQ @ pmph.com
质量问题联系电话：010-59787234　E-mail：zhiliang @ pmph.com
数字融合服务电话：4001118166　E-mail：zengzhi @ pmph.com

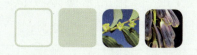

　　齐之东野,黄海之滨,家住高山之左,大河之右,朝晖初生,照耀山村。无限风光里,草木繁盛,百花绚烂。小时候,这山与河便是我的全部世界。春天花间扑蝶抓蜜蜂,夏天河里逮鱼捉螃蟹,秋季翻山越岭找寻盈枝野果,冬日逗弄蛰伏在山洞里的蝙蝠。最初,我对植物的辨识是在劳动中。小学时,放学后我便跟着姐姐去割草喂兔子。兔子挑食,有些草不喜欢吃。进山摘野菜的时候,我要清楚什么样的好吃;找野果子的时候,我也要知道什么样的植物能结出美味的果实。有时候我会跟着母亲进山挖药材,慢慢熟悉了本草的模样。童年的生活让我熟悉了很多植物的基本形态,能叫上它们的俗名,并能辨识它们。自从知道了花花草草可治病,我便向往成为那个尝百草治百病的乡间医生。

　　进入山东中医药大学,我未能如愿成医,离梦想半步之遥,学的专业是中药。但我有幸跟随高德民老师学习《药用植物学》,从此只知俗名的植物有了中文学名。春天山里最早冒头的紫花"萝卜带"叫白头翁,开粉花的"光棍花"叫迎红杜鹃,"拉钩蔓"叫葎草,"驴面汤"叫茜草,"翻白蒿"叫委陵菜,"山棒棒根"叫玉竹,"大叶菜"叫牛膝,"磕头虫草"叫雀麦,"鸡腿"叫石沙参,兔子喜欢吃的"甜草"叫白茅,小鸡不搭理的"鸡药"叫芫花。我平日里常采的野菜"山苜楂"叫长蕊石头花、"兔耳朵"叫麦瓶草。端午节插在墙头的"艾蒿"叫五月艾、采来泡水驱蚊的"蚊子椒"叫地椒。母亲常挖来做药材卖的"包袱根"叫桔梗、"山槐根"叫苦参、"透骨草"叫徐长卿、"杂杂花"叫丹参、"山姜"叫长冬草、"骚胡"叫柴胡。河里喜欢扎人的水草叫菹草,山上红艳艳的"山斗花"叫有斑百合。姐姐勤工俭学采挖的"小白蒿"是茵陈蒿,爷爷捆扎柴草的"荆条子"是木防己,姥爷编篓子的"条子"是紫穗槐,小孩儿当香肠玩的"棒棒"叫长苞香蒲,放在纸上会跑的种子"阿母"叫野黍,冬天大风里的"滚球草"叫猪毛菜,村口的那棵百年老树叫朴树……一些曾经见过的连俗名都叫不出来的植物也慢慢有了学名。通过学习,我知道了这些植物大都可以入药,儿时的这些记忆便成了我后来学好中药学的基础。

大学本科期间,我跟老师进山采集标本和种质资源,慢慢地熟悉了植物的采挖流程和鉴定方法,后来便带着师弟、师妹去采集。山里很多不知名的草木通过检索查询便渐渐有了名字。去的地方越多,走的路越远越崎岖,越能发现不曾见过的植物,而这也是最令人兴奋的事情。2013年,学校批了块荒地让我们建设百草园。自此,除了采集标本和种子,我又多了一项引种任务。每次进山我都会扛回一批种子、种苗移栽到百草园。从种子、幼苗到开花结果,每一株植物都需要精心照料。呵护植物的过程使我对药用植物有了更全面的认识和深厚的感情。这年秋天,我在百草园与文献所(现山东中医药大学中医文献与文化研究院)的步瑞兰老师相识。步老师同样喜欢药用植物,又对传统医药理论有很深的研究。之后的日子里我们便成了队友,当然,她还是我的本草学老师。我跟着步老师进一步了解学习本草的思维方法,从其形、色、气、味、性情、习性等诸"象"而知其功效。后来,我和步老师一起翻山越岭,穿梭于山林旷野之间。忘不了三媳妇山上的瓢泼大雨,忘不了崂山上的地蜂,忘不了山海间登涉的足迹,更忘不了我们曾经的登山队。美好的青春时光,在沟壑溪水里,在峭壁千寻上。我们一起走遍齐鲁山野。还未毕业时,我就已发现十几种山东植物新记录。离开了母校和曾经挥洒汗水的百草园,我有幸在高校任职,并管理新的百草园,带学生进山识药。知识为梦想插上了翅膀,缘分在冥冥中注定,我从参与第四次全国中药资源普查项目,到负责家乡海阳市的中药资源普查,后又陆续承接了植物资源调查与收集的多个调查项目,借着调查收集的机会得以去更多的地方,与更多的本草相见。

神农尝百草,是个美丽的传说。如今我和队友尝遍百草,选取几十味药,汇集成册,图文兼有,和大家分享。书中包括野生的紫草、木通、通脱木、白头翁等,种植的菘蓝、红花、玄参等。野生者可见大小生境、生长周期及根、茎、苗、叶、花、果实,种植者目睹播种、发芽、开花、结果,还有它们成为药材的样子。察其形色气味,验其寒热温凉。我们参照古代本草文献及现代植物学对其形态进行描述,详述其所治病症,分析其功效主治的由来,以了解学习本草思维方法。当然,文中还有山野趣事和本草文化。

中医是传统文化的一部分,中药理论的形成烙着农耕文化的印记,闪耀着中国传统思维的光辉。今日,我们站在中华传统文化的背景下,开启中医的思维模式,踏着神农的足迹,进入山野,遍尝百草,畅谈《神农本草经》深奥玄妙,其宏深意蕴顿时浅显清晰起来。释本草最上者,为受朴学影响的清代学者,他们兼具博物与实证精神。徐大椿:"凡药之用,或取其气,或取其味,或取其色,或取其形,或取其质,或取其性情,或取其所生之时,或取其所成之地,各以其所偏胜而即资之疗疾,故能补偏救弊,调和脏腑。深求其理,自可得之。"

今尝百草而知其性味,学文献而释其功用。

2024 年中秋

辛晓伟　题于威海鹿鸣湖畔

丹参:大红大紫参气旺

"桃花源里得春多,洞口春烟摇绿萝。"(赵孟頫)

暮春三月,浅阔的河水里,菖蒲早早地绿了,岸边的土黄连金花摇曳。塔山脚下,山杏青青,桃花灼灼。春晖里,山雀啾啾,百鸟和鸣。茵陈泛白铺地,蝙蝠葛新藤冒出红芽。

坡上溲疏含苞,白鲜新发,那一墩墩的绿草,叶子真大。队长:"丹参!"(图1-1)

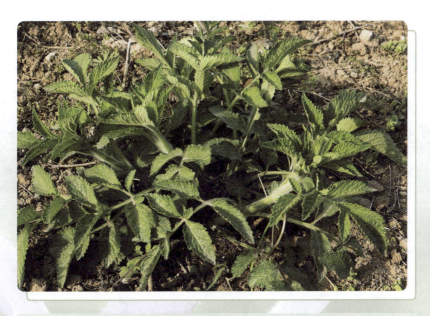

▶ 图1-1 丹参苗,春日里生机勃发

《本草图经》:"二月生苗,高一尺许。茎秆方棱,青色。叶生相对,如薄荷而有毛。三月开花,红紫色似苏花。根赤大如指,长亦尺余,一苗数根。"

其根红,色如丹砂,得名丹参(图1-2)。根红花紫,大红大紫有参气,被做成多种制剂,为大家熟悉。

其根皮色红,肉白,略似人参,又名赤参、血参、大红袍。嚼之味苦。

丹参为为山草,山生者善钻土石,根细长,形似经脉,色如渥丹。种植者颜色不变,但又肥又胖,有的大腹便便。

丹参气性泼辣,种子落地即发芽生根。红红的丹参,断根可再生,可谓不死根,剁成小段,也能长成大株。丹参一入地,便再也刨不净,堪称"久参"。

别看它绿叶紫花,其实浑身是"血"。撸点儿叶子、花儿做茶,双手便沾满了黏黏的红色。(图1-3)

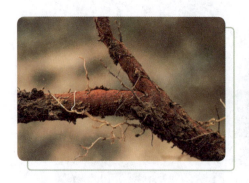

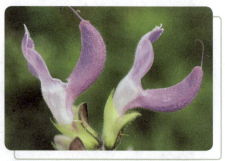

▶ 图1-2　刚出土的丹参根,色赤如涂丹

▶ 图1-3　丹参花,上下两瓣如唇吻

切断红根,白瓤立刻变成红色。(图1-4、图1-5)气血满满啊!

花开时节,百草园一隅成紫海,紫浪里也有面貌稍异者,如白花丹参、单叶丹参、山东丹参……

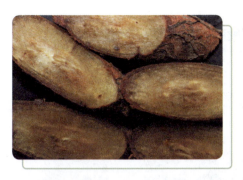

▶ 图1-4 新鲜丹参切片瞬间,白色向红色变化

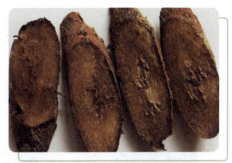

▶ 图1-5 几分钟内,断面完全变红

《神农本草经》:"丹参,味苦,微寒。主心腹邪气,肠鸣幽幽如走水,寒热积聚,破癥除瘕,止烦满,益气。"

《名医别录》:"养血,去心腹痼疾,结气,腰脊强,脚痹,除风邪留热。久服利人。一名赤参。"

丹参色红如丹砂,丹色如火,可以辟阴邪气,治猝然心腹疼痛之心腹邪气之病。其形如脉,能入血脉,通利血脉,除风邪留热。其性钻硬破坚,去心腹痼疾结气、寒热积聚,止烦满,破癥除瘕。其形似人参,气血澎湃,又能补气养血,服此可逐奔马,得名奔马草。故俗语有"一味丹参散,功同四物汤"。

丹参(*Salvia miltiorrhiza* Bunge)为唇形科鼠尾草属多年生直立草本;根肥厚,肉质,外面朱红色,内面白色。茎直立,多分枝。叶常为奇数羽状复叶,小叶卵圆形或椭圆状卵圆形。轮伞花序6花或多花,组成具长梗的顶生或腋生总状花序;花冠紫蓝色。小坚果黑色。(图1-6、图1-7)

野生丹参分布于河北、山西、陕西、山东、河南、江苏、浙江、安徽、江西及湖南等地,生于山坡、林下草丛或溪谷旁。各地亦有广泛栽培。

中药丹参以丹参的根和根茎入药,春、秋二季采挖。

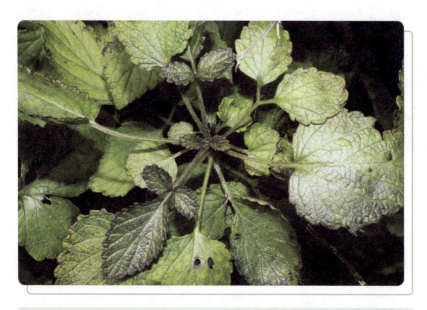

▶ 图 1-6 深秋时节,丹参叶子在寒风中变赤色

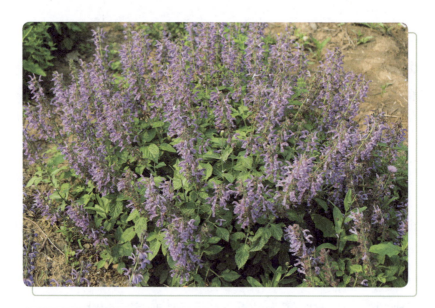

▶ 图 1-7 丹参整株

2

紫草：深藏不露的紫色

紫草，古名藐（mò），原本住在远离人烟的远方。自从有人发现它可以染紫，便将它种在田里。

《齐民要术》有种紫草篇。虽"其利胜蓝"，但"性不耐水，必须高田"。多高的田？最好像山一样高。（图2-1）

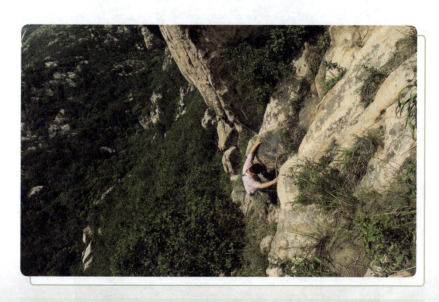

▶ 图2-1　人立高山顶，若飞鸟，居高临下

今日紫草已不作染料，想见它就要上高山。

一日跟着队长入东山，长梯接短梯，悬崖又峭壁。寻寻复觅觅，在近山顶的干燥山坡上，队长指着一簇簇绿色，叫道："紫草！"却见它浑身是毛，寥寥数枝，撑着墨绿色的"柳叶"。（图2-2）

"目眩啊,哪个是紫草？"

寻常的一株绿草,顶上含苞欲放的白骨朵,或者开着几朵白色的小花,看不到一丝紫色。(图2-3)

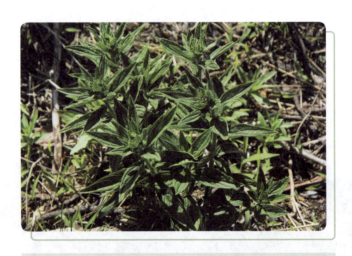

▶ 图2-2　山顶草原,碧草成丛

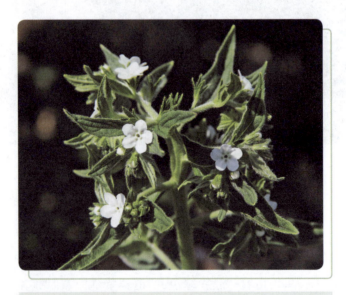

▶ 图2-3　紫草花冰清玉洁,仙气十足

队长说:"根是紫的。""为何李时珍说:花紫根紫,可以染紫,故名。""那是新疆紫草,又名软紫草。"

闻闻这花儿,没有香味,快看看它的根是啥颜色?

挖根细看,细瘦而坚硬,这就是著名的中药"紫草",又名硬紫草。

紫红的!颜色只在表皮,断面是白色,却把根周围的土染成紫红色(图2-4)。让我摸一摸,尝一尝吧。这根并不太涩滑,有苦味。好热情的紫草啊,染了我的手,我的唇,还有我们的宝袋子。好奇它为何不叫红草。

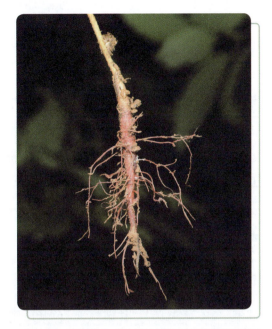

▶ 图2-4 新鲜的紫草根,怎么是红色

紫草的花是白色的(图2-5),鲜品根是紫红色,像丹参,故紫草也叫

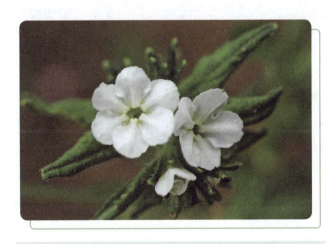

▶ 图2-5 紫草的花是白色的,花朵上是不是缺少什么

紫丹、地血。

《本草图经》:"苗似兰香,茎赤节青。二月有花,紫白色,秋实白。"

队长前些年将它带入济南(山东中医药大学)的百草园,可奈何仙葩不耐浊气,百草园中的它黯然销魂。那就再到红尘里走一趟吧,这次就去海边(山东药品食品职业学院)的百草园,期待来年再睹它的芳容。

翻看十几年前的腊叶标本,紫草定格,真就成了紫色,并在岁月里晕染开来。

《神农本草经》:"紫草,味苦,寒。主心腹邪气,五疸,补中益气,利九窍,通水道。一名紫丹。"

《名医别录》:"疗腹肿胀满痛。以合膏,疗小儿疮及面齄。"

紫草的鲜根色红,干根色紫,红紫与火同类,可辟邪气,益正气,主心腹邪气。《本草求真》:"甘咸气寒,色紫质滑。"滑可养窍,可通利,因其滑通养窍,可消五疸(郁热致病),利九窍,通水道。

色红紫入血,后世治痘疹之疾。《本草求原》:"紫草四月开花,至九月结子,刈苗采根则赤黯。性寒,功专凉血利窍,故痘疹隐隐,欲出未出,色赤干枯,及已出而便闭,色紫黑者宜之。"

紫草(*Lithospermum erythrorhizon* Siebold et Zucc.)为紫草科紫草属多年生草本,根富含紫色物质。茎直立,有贴伏和开展的短糙伏毛。叶无柄,两面均有短糙伏毛。花序生茎和枝上部,花冠白色。小坚果卵球形,乳白色或带淡黄褐色,平滑有光泽。(图 2-6、图 2-7)

紫草野生资源分布于辽宁、河北、山东、山西、河南、江西、湖南、湖北、广西、贵州、四川、陕西、甘肃等地,生于山坡草地。各地亦有栽培。

中药紫草以紫草的根入药,中药又名硬紫草,春、秋二季采挖。因野生资源量减少,自 2005 版《中华人民共和国药典》以后,未再收录该种。

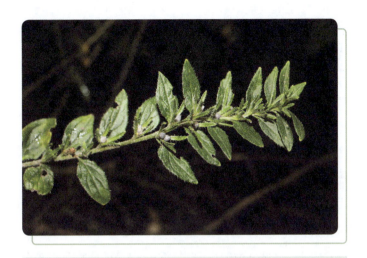

▶ 图 2-6 毛糙的叶子,枝上粘着白中透紫的果子

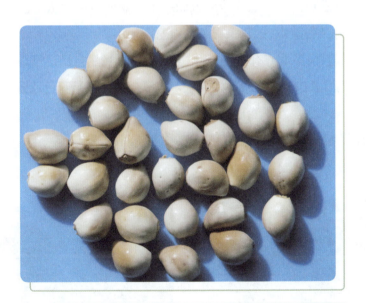

▶ 图 2-7 紫草种子

3

菘蓝：青出于蓝胜于蓝

我们从小就听说青出于蓝而胜于蓝，那它是怎样的青，它是哪个蓝？

蓝有多种，如菘蓝、蓼蓝、马蓝、木蓝。

《齐民要术》有种蓝篇。古人种蓝的目的主要是做染料——靛青，即出于蓝而胜于蓝的青。

七月中旬，割蓝，倒竖于坑中，灌水，沤一宿，捞去沤后的残余茎叶，将汁置于瓮中，放石灰。澄清后，去掉清水。另作小坑，将蓝淀置其中，等到蓝淀如稠粥样，再盛到瓮中。这样蓝淀就做成了。蓝淀是渣滓坠下沉淀者，后有专用字"靛"，又名靛青，可以染青染蓝，也作药用。

四十年前，很多地方有蓝靛厂，村里有染房。当然自己也可以染布，放上靛青，在大锅里煮白布。靛青的多少决定布煮成的颜色是青色或蓝色，漂洗后晒干即可裁制衣服。蓝不能直接作染，靛青则可，青为蓝之精，出于蓝胜于蓝。

今人将菘蓝叶称大青叶，菘蓝根称板蓝根。这俩名字大家都熟悉。

（图3-1至图3-3）

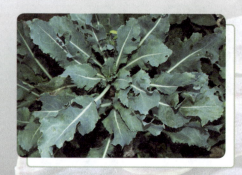

▶ 图3-1　菘蓝苗

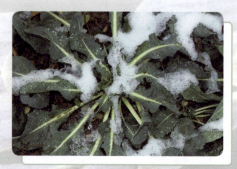

▶ 图3-2　冰雪中，菘蓝苗冻得硬梆梆的，太阳照射后，鲜嫩如初

菘,即大白菜,大概菘蓝像白菜一样,冬日青绿,为草中之松,故而名之吧。

菘蓝开花一片黄,可别误以为是油菜啊。(图3-4)

菘蓝的种子扁扁的、绿绿的,很是沉重,古人叫它蓝实,成熟后接近黑色。(图3-5)

青出于蓝胜于蓝,是昨日的生活,如今多少往事已被西风吹落,而黄黄的菘蓝花还摇曳在中医的风景里。

菘蓝最早以蓝实、蓝叶入药。

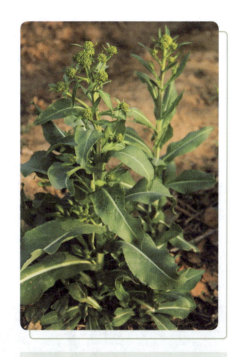

▶ 图3-3 菘蓝窜秆,含苞欲吐

《神农本草经》:"蓝实,味苦,寒。主解诸毒,杀蛊蚑,疰鬼,螫毒。久服,头不白,轻身。"

《名医别录》:"其叶汁,杀百药毒,解狼毒、射罔毒。其茎叶,可以染青。"

嚼蓝叶,其味先甘后辣,真如吃芥。菘蓝秋生苗者,凌冬而不凋,禀冬气而性寒凉,为解毒清热之上品。

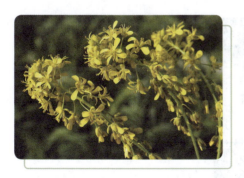

▶ 图3-4 菘蓝开花,真像油菜花

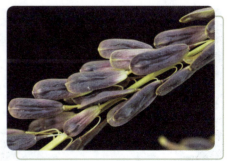

▶ 图3-5 近成熟的菘蓝果实

菘蓝能解诸毒,杀虫蚑,疰鬼,螫毒。人服其子则百毒不侵,头不白,身轻。蓝性寒,解热毒、疗热疾,治天行热病,疗疮游风,热毒肿毒,排脓。

青黛系蓝靛浮沫搅澄,掠出取干而成,又名靛花。其质轻,其性寒,多用于小儿热疾,或热在上者,如天行头痛寒热,吐血咯血。色青入肝,肝气升,多用青黛泻肝火。

菘蓝(*Isatis tinctoria* L.)为十字花科菘蓝属二年生草本。茎直立,茎及基生叶背面略带紫色。基生叶莲座状,叶蓝绿色;花瓣黄白,宽楔形,长 3~4 毫米。短角果近长圆形,扁平,黑色。种子长圆形,淡褐色。

根(板蓝根)、叶(大青叶)均供药用。(图 3-6、图 3-7)原产欧洲,现中国各地广泛栽培。

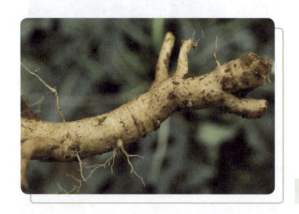

▶ 图 3-6 菘蓝根,即板蓝根

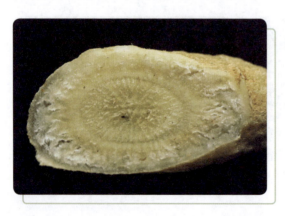

▶ 图 3-7 板蓝根切片

4

红花:红蓝黄蓝多色彩

红花原产于西域,东汉末年作为染料,在汉地广泛种植。

古时红花主要用作颜料、化妆品,故又名胭脂花、黄蓝花、红蓝花。红黄蓝,色彩炫目。其花色黄、红,初生叶片像菘蓝,得名黄蓝花、红蓝花。(图4-1、图4-2)

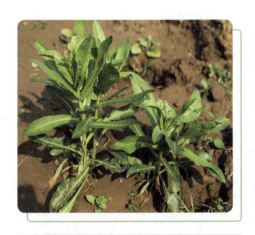

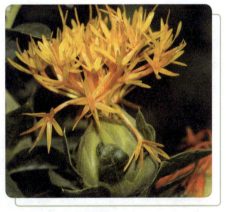

▶ 图4-1　春初布种生苗,初生叶片如菘蓝

▶ 图4-2　花苞生刺,花初开黄色

《齐民要术》的种红蓝花篇,有种花、收花、去黄色收红色、做胭脂等记载。

李时珍:"初生嫩叶、苗亦可食,其叶如小蓟叶,至五月开花,如大蓟花而红色。"

《本草图经》:"冬而布子于熟地,至春生苗,夏乃有花。下作梂汇,多刺,花蕊出梂上。"

夏季开花,花色由黄转为鲜红时摘取,阴干。

花美堪啖,让我先尝尝,"啊!火辣辣地,像吃姜。"

红花开花时间约48小时,花瓣由黄变红时,花色最鲜美,24~36小时最佳,之后变暗红色而凋萎。摘取红花时,用三个指头抽出其筒状花冠即可。(图4-3)

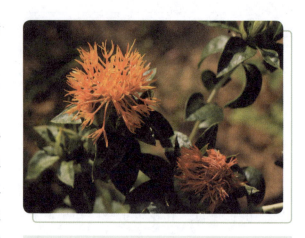

▶ 图4-3 花色变红,然后凋零

红花又名刺红花。它的叶子边缘和花托上有很多刺,硬而扎手。红花整株植物在阳光下变硬,阴湿时变软,而清晨露水未干时,刺最软,所以红花须在清晨露水未干时摘取。(图4-4)

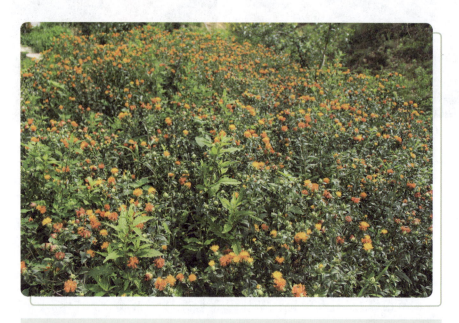

▶ 图4-4 花田

朝露未晞,跟着高阳太守贾思勰大人去花田,看看男女老少抢收红花的场面吧。收回红花,一起来淘澄胭脂膏子,为自己的腮颊、口唇上彩。

红花中含有红色素与黄色素。黄色素溶于水,而红色素溶于碱性溶液。后魏贾思勰在《齐民要术》中记载了种红花、收红花,以及从红花中提取红色素的全过程。

火辣辣的红蓝花,染红了洞房花烛夜,染红了金榜题名时,染红了举国沸腾的春节元日,渗入中国人的血液里。中国红,来自绿刺丛中那朵红黄色的绒花。(图 4-5)

红花作药用,始见于《开宝本草》。其载:"红蓝花,味辛,温,无毒。主产后血晕口噤,腹内恶血不尽绞痛,胎死腹中。并酒煮服。亦主蛊毒下血。堪作燕脂。其苗生捣碎,敷游肿。其子吞数颗,主天行疮子不出。其燕脂,主小儿聤耳,滴耳中。"

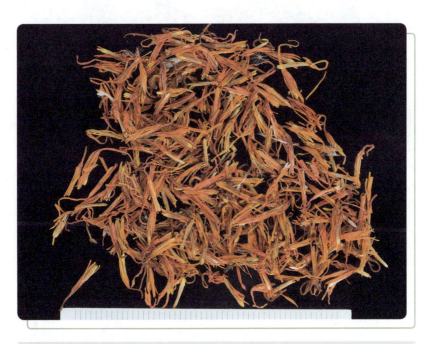

▶ 图 4-5 中国红,吉祥花

品尝红花后，口中火辣辣的，如吃姜芥，故红花性温热。红花色红可提取红色，故入血，味辛辣如姜，浑身生刺，故能活血通经、止痛散肿。红花可散可通，用于产后血晕口噤，腹内恶血不尽绞痛，胎死腹中。

红花（*Carthamus tinctorius* L.）为菊科红花属一年生草本。茎直立，上部分枝。全部叶质地坚硬，革质，边缘具锯齿或全缘，齿顶有针刺。头状花序在茎枝顶端排成伞房花序，顶端具针刺，边缘有针刺，或有篦齿状针刺。小花红色、橘红色。瘦果倒卵形。(图 4-6)

原产中亚地区，现中国各地广泛栽培。

中药红花以其花入药。

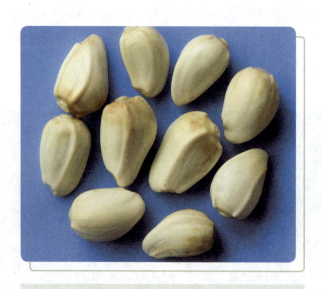

▶ 图 4-6　红花种子

5

细辛：小草辛味大，深山是我家

海上仙山，层峦叠嶂，白雾绕赤松，彩云出黛岫。

一行人在石涧中翻越，去往极顶。巨石上覆着狗枣猕猴桃，灌木上缠着五味子，乱石间窜出高帽乌头，北野豌豆和渐尖叶鹿藿卧在黄檗树下。穿过茂密的稠李林，就是峰顶。

队长指着不远处林下的草丛，"好像是细辛啊！"大家急切地要看细辛，在草丛里飞奔，大概是飞脚踢了草里的蜂窝，一窝蜂"嗡"的一声，追逐而来。队长："快蹲下！"但最终还是把大家都蜇得满面红肿。

终于看到神秘的细辛草，细茎托着圆叶，白白细细的根，无花无果。（图5-1、图5-2）

李时珍："叶似小葵，柔茎细根，直而色紫，味极辛者，细辛也。"

《梦溪笔谈》："极细而直，深紫色，味极辛，嚼之习习如生椒。"

细指形言，辛指味言。细辛生有多数须根，轻清柔劲，端直修长。质脆，气辛臭，有圆葱味，味极辛，嚼之习习如椒，其辛更甚于椒。咀嚼后麻舌，辛辣之气如芥末上额钻脑。

细辛又名小辛、少辛。其根细而味极辛，故名之曰细辛。

李时珍："小辛、少辛，皆此义也。

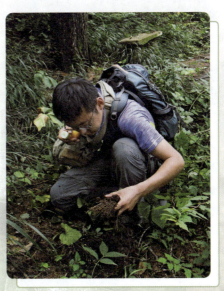

▶ 图5-1　发现细辛

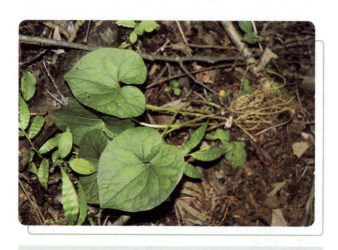

▶ 图5-2 细辛整株

按《山海经》云浮戏之山多少辛,《管子》云五沃之土,群药生少辛,是矣。"

青春二三月,山草萌发,虫豸出蛰,林下的细辛也如期张开两个团团的叶子,贴近地面还趴着一个红铃铛——细辛开花了。(图5-3、图5-4)

《神农本草经》:"味辛,温。主咳逆,头痛脑动,百节拘挛,风湿痹痛,死肌。久服明目,利九窍,轻身长年。一名小辛。"

《名医别录》:"温中下气,破痰,利水道,开胸中,除喉痹,齆鼻,风痫癫疾,下乳结,汗不出,血不行,安五脏,益肝胆,通精气。"

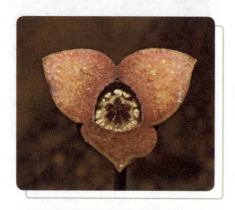

▶ 图5-3 细辛开花

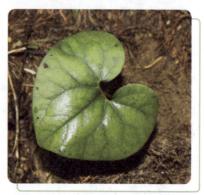

▶ 图5-4 细辛叶子,形似马蹄

寒风外袭,则咳逆,头痛脑动,百节拘挛,风湿痹痛,死肌(肌肉萎缩)。大辛大热,能散在外之风寒,又能温中助阳,散寒邪,化寒痰,故治咳逆,头痛脑动,百节拘挛,风湿痹痛,死肌。辛能通窍,故利九窍,治闭塞之症,如喉痹、齆鼻、乳结、汗不出、血不行。

寒邪收引,疼痛沉重,痞塞凝结。外散寒邪可轻身,内通痞塞可使五脏安宁,精气流通,而轻身长年,明目。

宋代四川名医陈承:"细辛若单用末,不可过半钱匕,多即气闷塞不通者死,虽死无伤。近年关中或用此毒人者,闻平凉狱中尝治此。"

细辛(*Asarum heterotropoides* F. Schmidt)为马兜铃科细辛属多年生草本;根状茎直立或横走,有多条须根。叶通常2枚,叶片心形或卵状心形。花紫黑色;花梗长2~4厘米;花被管钟状,直径1~1.5厘米,花萼裂片直立或近平展。果近球状,棕黄色。花期4—5月。(图5-5、图5-6)

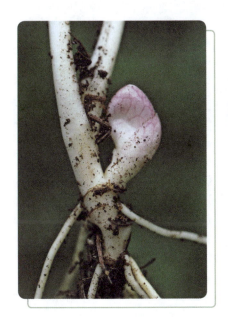

▶ 图5-5 虽在初秋,粉色的细辛芽子已经在地下萌动

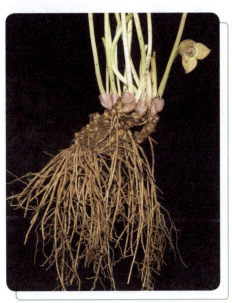

▶ 图5-6 刚出土的细辛根

细辛分布于辽宁、山东等地,生于林下及山沟湿地。

中药细辛为马兜铃科植物细辛、汉城细辛(*Asarum sieboldii* Miq.)的根和根茎,夏季果熟期或初秋采挖。(图 5-7)

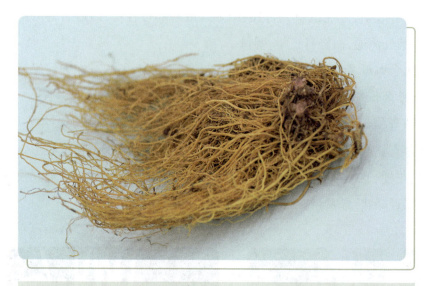

▶ 图 5-7 细辛药材

6

白头翁：紫颜成白发，随风乱飘零

春天来了，百草园里那个着急的，最先从地下冒出来，匆匆开花，变成白发老头儿的是白头翁。(图6-1)

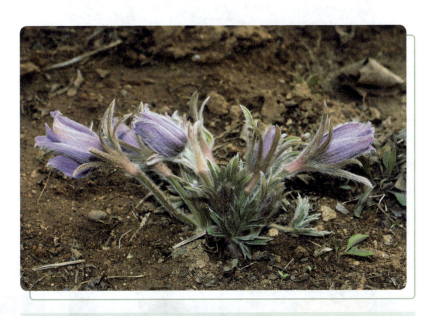

▶ 图 6-1 初吐芳华，不像老头儿

白头翁是一味草药，初闻其名，就令人无限遐想：一株草如何白头，又如何像一个老头儿？

暑期去山区，访玉泉寺。位于山腰的寺庙早已颓败，爬满葛藤。寺外山泉汇成的池水边，一雌一雄两株古银杏高高耸立。灌木丛缘有大片绿叶铺在地上，偶遇山里人，叫它白头翁，说外敷治痹病。

真是令人又惊又喜,白头翁除了有绿绿的牡丹样的叶子,看不出一点白色(图6-2)。且挖几株,将它们安顿在百草园。

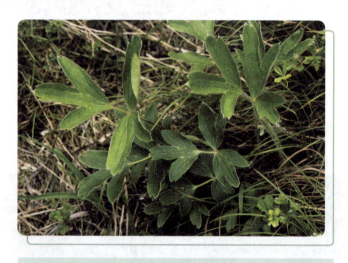

▶ 图6-2　白头翁叶子,不是白色

冬去春来,天天看它,盼得花开早。一朝见它破土发芽,冒出花苞。

渐渐开成大大的紫牡丹(图6-3),草木萌芽时节,它真是醒目,但没有期待的白头啊。

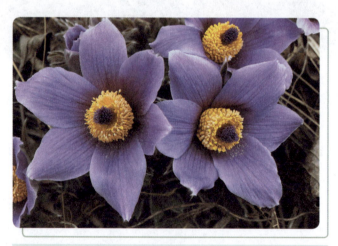

▶ 图6-3　硕大的花朵,风姿绰约,百草园最美的春景

长长的花期,终于紫颜凋落,毛发渐生,绿而硬的须毛,仍富含生机。

叶子慢慢长大,毛发渐渐干枯,终于成为一个满头白发的老者,一位山野里的丈人。(图6-4)

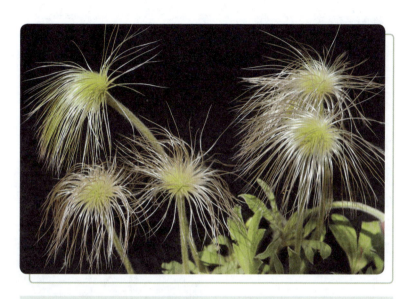

▶ 图6-4　花落后,成了白发丈人

韶华难留,白毛也非永久。干枯的白毛开始卷曲,发根似的种子也松动脱落,一阵春风吹来,白毛也不知了去向(图6-5)。无可奈何春去也。

白头翁又名野丈人、奈何草。

苏敬曰:"其叶似芍药而大,抽一茎,茎头一花,紫色,似木槿花。实大者如鸡子,白毛寸余,皆披下,似纛^①头,正似白头老翁,故名焉。"

白头翁叶辛热火辣,入口一嚼即感唇舌烧灼,久久不消。辛热可以驱寒,膝盖被冷风刺了,可以用叶子捣碎敷一下试试。

感觉有点热,一觉醒来,火辣辣的,皮肤发红,渐渐地肿了,起了水疱。

———————————

① 　纛:dào,古代以雉尾或旄牛尾做成的舞具。

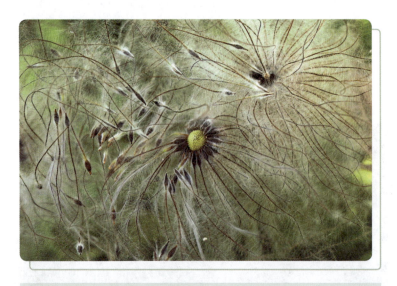

▶ 图 6-5　白毛携带种子,随风飘扬

白头翁作为发疱剂,有致热腐蚀作用,外敷后皮肤起水疱。现民间仍用白头翁外敷治关节肿痛,或泡酒涂擦治疗各种疼痛。其发疱腐蚀作用,可外敷消赘子。

虽然叶子辛辣,但它的根却是苦的。(图 6-6)

《神农本草经》:"味苦,温,无毒。主温疟狂易寒热,癥瘕积聚,瘿气,逐血止痛,疗金疮。一名野丈人,一名胡王使者。"

白头翁辛热麻辣,外用可止痛,去赘化坚,疗金疮;内服可化积,逐瘀止痛,治癥瘕积聚瘿气。

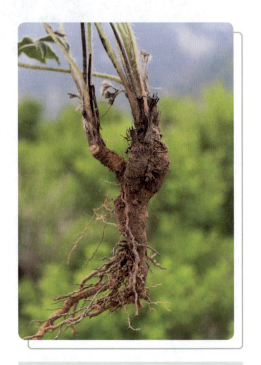

▶ 图 6-6　白头翁根,味苦

久疟成癥,亦治疟疾。

　　白头翁(*Pulsatilla chinensis* (Bunge) Regel)为毛茛科白头翁属多年生草本。根状茎粗 0.8~1.5 厘米。基生叶 4~5,通常在开花时生出;叶片宽卵形。花葶 1(~2),花直立;萼片蓝紫色,长圆状卵形。聚合果直径 9~12 厘米;瘦果纺锤形,有长柔毛。

　　白头翁分布于四川、湖北北部、江苏、安徽、河南、甘肃南部、陕西、山西、山东、河北、内蒙古、辽宁、吉林、黑龙江等地,生于草地、干旱山坡草丛中、林边或多石坡地。

　　中药白头翁以其根入药。叶作白头翁叶入药,还作为农药、杀虫剂使用。

7

车前:锦原绣野采芣苢

猪耳朵草、牛耳朵草,就爱长在道旁和牛马足迹中,故有车前、当道、车
轱辘菜、车轮菜诸名。(图7-1)

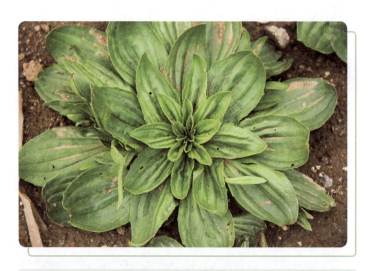

▶ 图7-1 车前苗,生于道旁、车辙中

车前春初生苗,暮春榆荚落时,已经大叶铺地。城南春深,沟渠边蔷薇
曳枝绽放,尖尖芦芽冒出。韩愈探春来游,慨然曰:"榆荚车前盖地皮,蔷薇
蘸水笋穿篱。"

车前苗叶鲜嫩甘滑,可以作菹,可以煮粥。车前真是多,快来采呀快
来采。

《诗经》:"采采芣苢,薄言采之。采采芣苢,薄言有之。采采芣苢,薄言
掇之。采采芣苢,薄言捋之。"

《本草图经》:"春初生苗,叶布地如匙面,累年者,长及尺余如鼠尾。花甚细,青色微赤,结实如葶苈,赤黑色。"

入夏,车前窜出鼠尾样的花葶,开红白小花,结黑赤细子。(图7-2、图7-3)

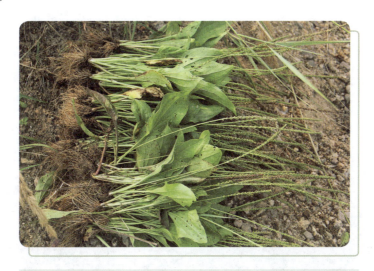

▶ 图7-2　车前结子

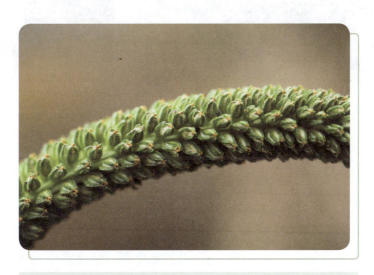

▶ 图7-3　车前果穗,如鼠尾

芣苢多子,妇人爱之,采之捋之,袺之襭之。清代方玉润曰:"三三五五,于平原绣野、风和日丽中,群歌互答,余音袅袅,若远若近,忽断忽续。"

《神农本草经》:"车前子,味甘,寒。主气癃,止痛,利水道小便,除湿痹。久服,轻身耐老。一名当道。"

《名医别录》载车前子:"主男子伤中,女子淋沥,不欲食,养肺,强阴益精,令人有子。明目,疗赤痛。叶及根,味甘,寒。主金疮,止血,衄鼻,瘀血,血瘕,下血,小便赤,止烦下气,除小虫。一名芣苢,一名蛤蟆衣,一名牛遗。"

车前子滑过其叶,以水煮之,黏液外溢,涩滑无比;煮锅中气泡密集,宛若炼蜜;以棍挑起,涩滑挂旗;放凉后,弹性十足,好似黑果冻。(图7-4、图7-5)其叶亦滑利,唐慎微:"幽州人谓之牛舌草,可鬻作茹,大滑。"

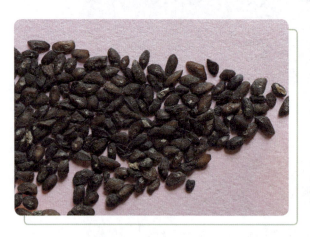

▶ 图7-4 车前子

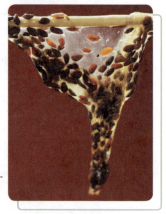

▶ 图7-5 车前子水煮后,涩滑滴沥

《周礼》:"凡药,以酸养骨,以辛养筋,以咸养脉,以苦养气,以甘养肉,以滑养窍。"

车前性滑,为滑利之药。滑能养窍,滑能通利,故利小便,治气癃,止淋沥疼痛。滑能通经脉,治四肢痿痹作痛,筋脉不舒。湿性重浊,利湿除痹,水湿去则身轻有力,故言轻身耐老。

车前(*Plantago asiatica* L.)为车前科车前属二年生或多年生草本。须根多数。叶基生呈莲座状,叶片宽卵形至宽椭圆形,穗状花序直立或弓曲上升;花冠白色,花药黄白色,蒴果卵球形或圆锥状卵形,种子5~6(~12),卵状椭圆形或椭圆形,黑褐色至黑色,背腹面微隆起。(图7-6、图7-7)

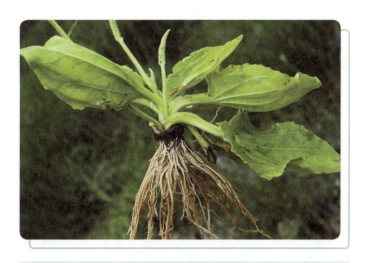

▶ 图7-6　车前根,为须根多数

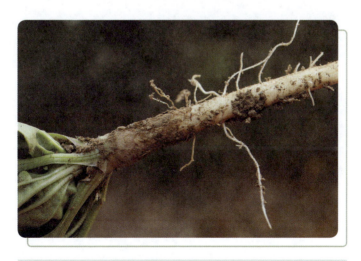

▶ 图7-7　平车前根,为直根系

全国各地均有分布,生于草地、沟边、河岸湿地、田边、路旁或村边空旷处。

平车前为直根系,叶狭长,叶柄短。

中药车前子以车前科植物车前或平车前(*Plantago depressa* Willd.)的成熟种子入药。中药车前草以二者的全草入药。

8

漏芦：烂根生出榔头花

高高的云崮山，人迹罕至。

早春二月，一行人来到山脚下，仰望崮顶，回想它的春日葱茏，夏日繁茂。白头翁的飞絮落在山脊，鸡峰山黄芪静悄悄地伏在山坳里。林下的细叶百合绽开火红花朵，崖壁上的热河黄精翠绿如竹。

枯草丛中，已有硕大的嫩芽冒出，它上绿下红，生机盎然。"啥宝贝？"队长："看看根。"

粗粗的根呈黑红色，年久者呈中空，只剩黑皮，像几百年的老槐树。"烂根啊！"队长："是漏芦。"（图 8-1）

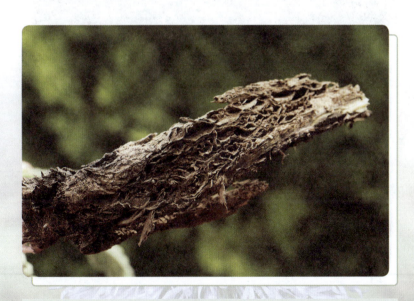

▶ 图 8-1　黑红色的根，已经腐烂中空

山顶酥酥的红石头里也生漏芦。经历多少春秋,含吐赤石精华,才能硕大无朋,长成人形。漏而不死,腐而不朽,堪称山精。

将腐烂的根种在百草园,它一样绿叶敷布,渐渐长出鼓槌样的花苞,又像卷发的佛头;鲜艳的花丝像大脑袋上的彩色头发。(图8-2)

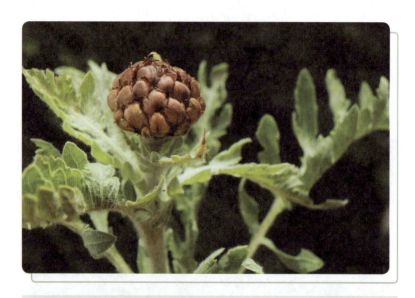

▶ 图8-2 漏芦花苞,像佛头,又像鼓槌

大大的花朵有形象的俗名,打铜锣、椰头花、大脑袋花、和尚头。

漏芦春生芽,顶绿下红,叶作锯齿状,根黑红色如蔓菁而细,又像葱根,皮黑红肉白,中有孔。年久则从芦部往下腐烂,虽只剩根皮,而花叶繁茂。(图8-3)

名副其实啊,"漏",有孔穴、腐烂之义。从芦部腐烂,渐渐下烂及身部,故名漏芦。"芦"尚有黑色之义,正合其根皮之色。

"此为祁州漏芦,还有一种漏芦,叫禹州漏芦、华东蓝刺头。"(图8-4)

果然是个刺头,它的根也是从芦部漏烂。

《神农本草经》载漏芦:"味苦,寒。主皮肤热,恶疮,疽痔,湿痹,下乳汁。

久服轻身益气,耳目聪明,不老,延年。一名野兰。"

漏芦之用,取其漏形,取其红色。其根年久则腐烂,犹如疮烂,故主恶疮,疽,痔。漏则能通,故治湿痹,下乳汁。以其通泄,可通乳泄脓,治疮肿、乳汁不通。

其根年久漏烂,但腐而不死,有生生之异象,故久服轻身益气,耳目聪明,不老延年。

漏芦[*Rhaponticum uniflorum* (L.) DC.]为菊科漏芦属多年生草本,高30~100厘米。根状茎粗厚。根直伸,茎直立。叶羽状深裂或几全裂。头状花序单生茎顶,总苞半球形。小花两性,管状,花冠紫红色。瘦果3~4棱。(图8-5)

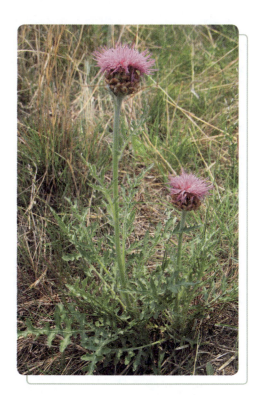

▶ 图8-3 山野中的漏芦花,壮美

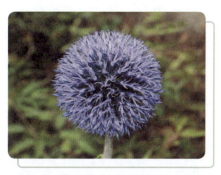

▶ 图8-4 冷艳,蓝刺头花球

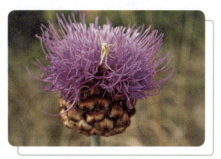

▶ 图8-5 一个大椰头花

　　漏芦分布于北京、黑龙江、吉林、辽宁、内蒙古、河北、山西、山东、河南、陕西、宁夏、甘肃、青海、湖北、四川等地,生于山坡丘陵地林下。

　　中药漏芦为菊科多年生草本植物漏芦的根,春、秋二季采挖,习称祁州漏芦。华东蓝刺头(*Echinops grijsii* Hance)或蓝刺头(*Echinops davuricus* Trevir.)的根作禹州漏芦入药。

9

白蔹：白里透红，紧致美颜

"登巉岩而下望兮，临大阺之稀水。"（宋玉《高唐赋》）

秋初，一行人登巉山顶，见深壑风尘冷，高崖气象奇。东望大海，云雾弥漫，胜似蓬莱。（图9-1）

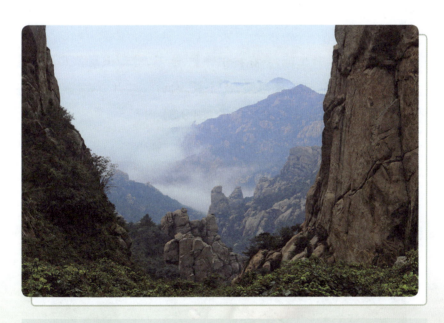

▶ 图9-1 东望大海，云雾弥漫，胜似蓬莱

参天古木，漫路荒藤，嶙峋怪石上，爬满软枣猕猴桃和五味子的长蔓。

毛葡萄、葛藟葡萄的果子成嘟噜地挂着，葎叶蛇葡萄的果子色彩斑斓，绿的、蓝的、紫的、粉的，宝石一般。

这野葡萄蔓在地上匍匐，叶子像张开的手掌，被裁剪过一样精致。"是

掌裂蛇葡萄吧？"队长："白
蔹。"它的果子已经成熟，应该
是由绿变白的，像珠子一样。
（图9-2）

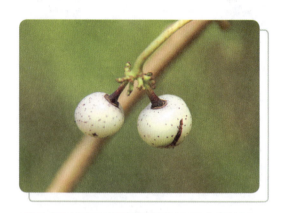

▶ 图9-2 白蔹成熟果实

　　白蔹又名白草、白根、兔
核、猫儿卵、昆仑。李时珍曰：
"兔核、猫儿卵，皆象形也。昆
仑，言其皮黑也。"这些或指白
蔹的根而言。白，又或指小果
子成熟后为白色而言。

　　《本草图经》："二月生苗，多在林中作蔓，赤茎，叶如小桑。五月开花，七
月结实。根如鸡鸭卵，三五枚同窠，皮赤黑，肉白。二月、八月采根，破片曝
干。今医治风、金疮及面药方多用之。"（图9-3）

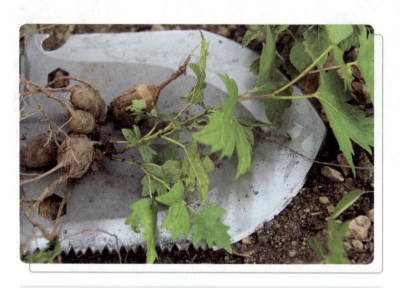

▶ 图9-3 根如鸡鸭卵，一窠三五枚

　　顺着藤找到白蔹的根部,远远地试着挖掘。提出的白蔹根,真像一窝地瓜,圆形的根又像鸡卵。

　　它的表皮黑里透红,容易脱落。(图9-4)

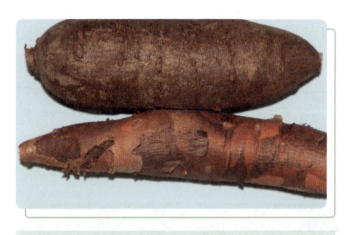

▶ 图9-4　白蔹根表皮暗红色,易爆裂

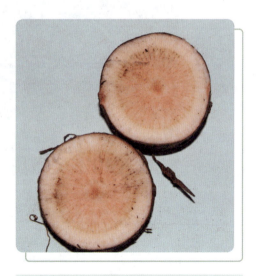

　　切开胖胖的"地瓜",断面白里透红,黏滑多涎液,粘在手上难以甩脱。无怪要破片曝干呢。(图9-5)

　　尝尝这白里透红的"地瓜",味苦,稍涩。

　　《神农本草经》:"味苦,平。主痈肿疽疮,散结气,止痛。除热,目中赤,小儿惊痫,温疟,女子阴中肿痛。一名菟核,一名白草。"

　　白蔹味苦,清热,治目中赤,小儿惊痫,温疟。白蔹涩滑,通利散结,主痈肿疽疮,散结气,止痛,治

▶ 图9-5　白蔹根断面,白里透红,有黏液

女子阴中肿痛。

寇宗奭:"白蔹、白及,古今服饵方,少有用者,多见于敛疮方中,二物多相须而行。"

白蔹与白及一样,黏性强,用于收敛疮口。白蔹之名,概源于此。白蔹、白及均黏性强,色白或白里透红,故多用于面部,美颜美白,紧致皮肤。

白蔹[*Ampelopsis japonica* (Thunb.) Makino]为葡萄科蛇葡萄属木质藤本。小枝圆柱形,无毛。叶为掌状 3~5 小叶,掌状 5 小叶者中央小叶有 1~3 个节,节间有翅,侧小叶无关节或有 1 个节,节间有翅;托叶早落。聚伞花序通常集生于花序梗顶端,常呈卷须状卷曲,花瓣 5,雄蕊 5,花盘发达。果实球形,成熟后带白色。(图 9-6)

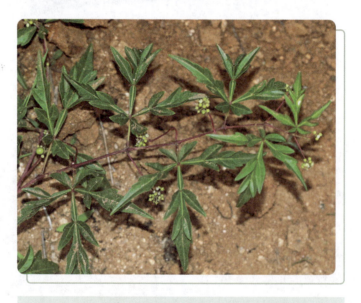

▶ 图 9-6　白蔹蔓,叶片裂至掌根

白蔹主产于辽宁、吉林、河北、山西、陕西、江苏、浙江、江西、河南、湖北、湖南、广东、广西、四川,生于山坡地边、灌丛或草地。

中药白蔹以白蔹的地下块根入药,春、秋二季采挖。

淫羊藿:三枝九叶草,质硬味辛麻

一行人初游楚地,访老庄故里。仙山云蒸霞蔚,雾霭缭绕。(图 10-1)

百丈悬崖,或飞瀑泻下,或滴水成帘。水润的崖壁上是中华秋海棠、星花灯心草,崖下水边有透茎冷水花、有柄水苦荬、一把伞南星。云萦绕,薜荔附上太平花、山茱萸;雾笼罩,女萝缠住马尾松、栓皮栎。

"若有人兮山之阿,被薜荔兮带女萝。既含睇兮又宜笑,子慕予兮善窈窕。"(《九歌·山鬼》)

把那仙树芝草看遍,脚下有三枝九叶者是啥?队长:"淫羊藿。"(图 10-2)

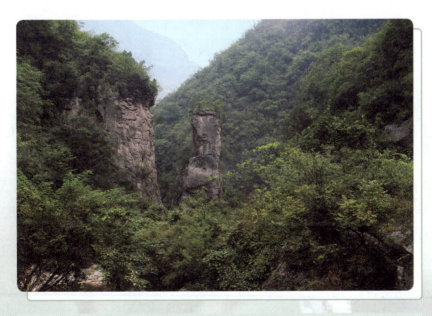

▶ 图 10-1 楚地胜景

39

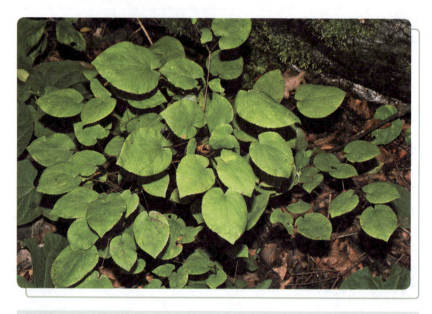

▶ 图 10-2　淫羊藿

豆叶名藿,此叶与豆叶相似,故名。陶弘景:"服此使人好为阴阳。西川北部有淫羊,一日百遍合,盖食藿所致,故名淫羊藿。"又名放杖草、弃杖草、干鸡筋、刚前等。

《本草图经》:"淫羊藿,俗名仙灵脾……叶青似杏叶,上有刺,茎如粟秆,根紫色有须,四月开花白色,亦有紫色碎小独头子,五月采叶晒干。湖湘出者叶如小豆,枝茎紧细,经冬不凋,根似黄连。关中俗呼三枝九叶草。苗高一二尺许,根叶俱堪使。"

淫羊藿一根数茎,茎细硬而中空,一茎三枝,一枝三叶,故名三枝九叶草。(图 10-3)

《神农本草经》:"味辛,寒。主阴痿,绝伤,茎中痛,利小便,益气力,强志。一名刚前。"

刚前一名,道出了淫羊藿的功用与作用部位。其茎叶均硬,治痿软之疾,能续阴痿绝伤。茎中空,又治茎中痛、小便不利之类的前阴疾病。

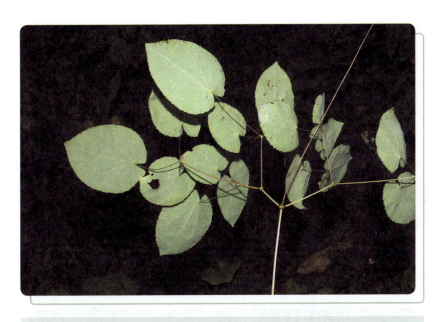

▶ 图 10-3　三枝九叶

淫羊藿味辛、性寒(可能与经冬不凋有关,在百草园则冬季凋零,春发新枝),嚼之先小苦,后辛香而麻。

辛味独专,有助阳补火之功,故能去冷风。其质坚硬,故坚筋骨,补腰膝,而得放杖草、弃杖草之名。其质坚硬,治丈夫绝阳不起,女人绝阴无子。而久服兴阳伤阴,故男子久服无子。绝伤之疾,有形者为筋骨疲软,无形者为劳气酥软,精神委顿。治绝伤,即含益气力,强志。

淫羊藿(*Epimedium brevicornu* Maxim.)为小檗科淫羊藿属多年生草本,二回三出复叶基生和茎生;基生叶 1~3 枚丛生,具长柄,茎生叶 2 枚,对生;小叶纸质或厚纸质,卵形或阔卵形,基部深心形,侧生小叶基部裂片稍偏斜,叶缘具刺齿;花茎具 2 枚对生叶,圆锥花序,花白色或淡黄色;萼片 2 轮,花瓣远较内萼片短,距呈圆锥状;蒴果长约 1 厘米。(图 10-4、图 10-5、图 10-6)

淫羊藿主产于陕西、甘肃、山西、河南、青海、湖北、四川等地,生于林下、沟边灌丛中或山坡阴湿处。

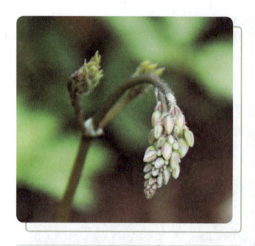

▶ 图 10-4　淫羊藿花苞

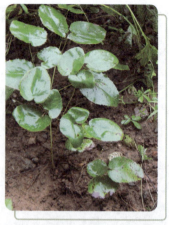

▶ 图 10-5　移栽至百草园

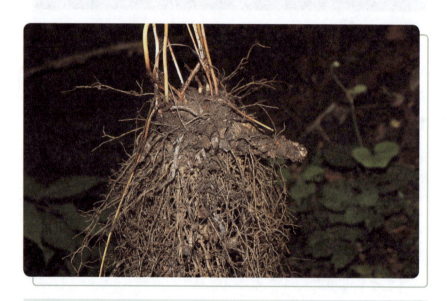

▶ 图 10-6　淫羊藿根

　　中药淫羊藿为小檗科植物淫羊藿、箭叶淫羊藿[*Epimedium sagittatum* (Siebold & zucc.) Maxim.]、柔毛淫羊藿(*Epimedium pubescens* Maxim.)或朝鲜淫羊藿(*Epimedium koreanum* Nakai)的叶。夏秋季茎叶茂盛时采收,晒干或阴干。

11

半夏：五月半夏生

地埂边缘,小麦收获后,一行行玉蜀黍苗间,散落着丛丛半夏,白嫩的茎半埋地里,茎上生出三三两两的株芽。(图 11-1)

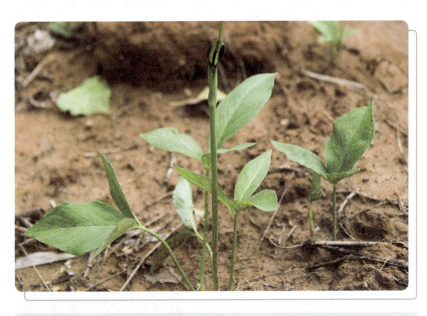

▶ 图 11-1 麦收后,地里长着一墩墩半夏

《礼记·月令》:"仲夏之月……半夏生,木槿荣。"四月半夏茎上生株芽,绝似半夏球,旺盛的半夏植株,在茎顶端小叶间生出第二个株芽。五月,茎上的株芽生根,顶端冒出绿芽,半夏重生一次。五月,仲夏之月,值夏天之半,故曰五月半夏生。(图 11-2)

圆圆的根像毛芋头,水沟里搓洗一下,皮毛尽去,珠玉一样白莹。

切开一看,涎滑多汁,尝尝吧,唇舌麻麻的,针扎一样。(图 11-3)

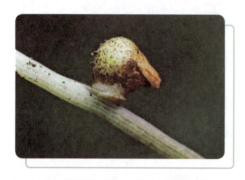

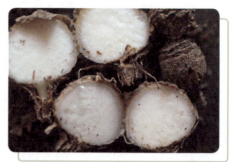

▶ 图 11-2　半夏株芽,五月半夏生,指株芽生根发芽

▶ 图 11-3　切开毛茸茸的半夏球,有涎滑汁液

陶弘景:"今第一出青州。"《本草图经》:"以齐州者为佳。二月生苗一茎,茎端出三叶,浅绿色,颇似竹叶而光,江南者似芍药叶。根下相重生,上大下小,皮黄肉白。"

济南古名齐州。今日济南周围,仍多半夏,它们生田野中、山峦上,其叶多形、其色多彩。山中林下,有一片白绿相间的地毯,似曾相识的模样。"是半夏。""花叶半夏!"(图 11-4)

半夏喜阴,浓荫下却又颜色脱失,少见稀有。两者虽面貌稍异,土里生土里长的,但还是那个麻豆子。

有一种黑白点相间的大鸟,人称鹦鹉,就喜欢半夏、虎掌,它们用坚硬的喙啄开泥土,准确地找到地下的疙瘩,吃掉它。百草园里的半夏让它挖光了。

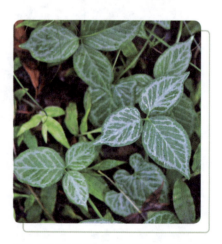

▶ 图 11-4　林荫下,长成了花叶半夏

古有治喉痈的医案："君官南方，必多食鹧鸪。此禽好嚼半夏，久而毒发，故以姜制之。今病源已清，无用服他药也。"

齐州民间称半夏为麻豆子，现仍用以涂治蝎子蜇伤。治蝎蜇人，取半夏以水研涂之，立止。外涂半夏治疮，也可止痛。

《灵枢·邪客》用秫米半夏煮成涎滑的汤液，治疗卫气行于阳而不能入于阴的失眠。其机制是以秫米半夏之涎滑，决渎壅塞，疏通经络，使阴阳得通而入眠。

《神农本草经》："半夏，味辛，平。主伤寒寒热，心下坚，下气，喉咽肿痛，头眩，胸胀咳逆，腹鸣，止汗。一名地文，一名水玉。"

半夏块、茎、叶均涎滑，嚼之麻嘴棘喉，但无椒姜之热感。所谓辛，泛指一切刺激性气味，并非仅指火辣辣的感觉，故早期本草著作认为半夏味辛性平。

其块茎涎液可久存，而用之不厌陈久。半夏之用，在其涎滑。以滑养窍，可养体表之毛窍，止汗，治疮；养咽喉之窍，治咽喉肿痛。滑可通利下气，治头晕，咳逆，腹鸣，胸胀，心下坚。

张仲景用半夏治疗气机不利之胸痹、结胸心下痛及痞病，即取其滑通之义。

半夏［*Pinellia ternata* (Thunb.) Ten. ex Breitenb.］为天南星科半夏属多年生草本。块茎圆球形，直径1~2厘米，具须根（图11-5）。叶2~5枚，有时1枚。叶柄基部具鞘，鞘内、鞘部以上或叶片基部（叶柄顶头）有珠芽，珠芽在母株上萌发或落地后

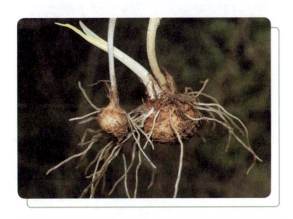

▶ 图11-5　半夏块茎，像小芋头

萌发;幼苗叶片卵状心形至戟形,全缘单叶,老株叶片3全裂。佛焰苞绿色或绿白色,肉穗花序(图11-6);浆果卵圆形,黄绿色(图11-7)。

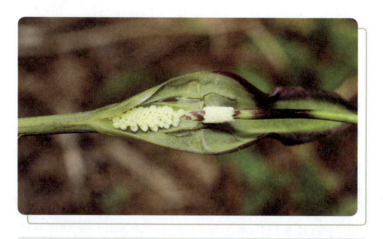

▶ 图11-6 半夏佛焰苞

除内蒙古、新疆、青海、西藏尚未发现野生的外,半夏在全国各地广布,常见于草坡、荒地、玉米地、田边或林下。各地亦有栽培。

中药半夏为天南星科多年生草本植物半夏的块茎。夏、秋二季采挖。

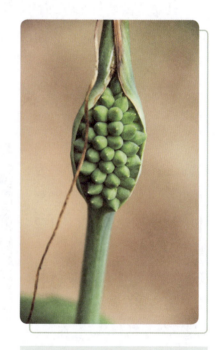

▶ 图11-7 半夏果

12

葳蕤：崖壁上的玉竹竿

山杏花开，春水初生，天柱峰下，来了探春的人。(图 12-1)

清冷的水，清冷的风。山谷中堇菜生叶开花，蝙蝠葛冒出紫芽。

清冷的崖壁上，连翘作丛，金花泛光，木半夏则翠质含章，如蒙细尘。

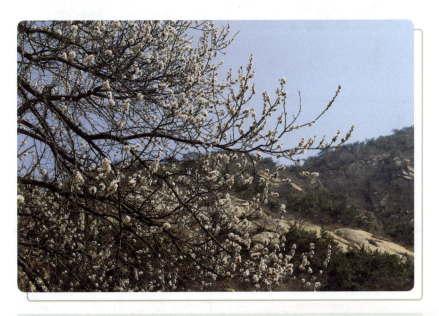

▶ 图 12-1　山顶飘落杏花雨

队长火眼金睛，望到峭壁顶上有点绿色，三攀两爬就到高处。"是玉竹！""怎么知道？""有去年的果。"(看花果和热河黄精区别)说话间，碎石瓣里啪啦从头顶落下，嘿嘿，还有玉竹。

新冒的芽子呈墨绿色，像玉竹竿一样。尝一尝断掉的芽子，甜，鲜，涎滑。黄白色的根，亦是节节如竹，味甘如饴，多脂黏牙。(图 12-2)

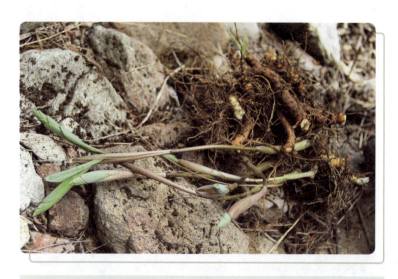

▶ 图 12-2　玉竹发新芽

葳蕤也作萎蕤，又名玉竹、青黏、女萎。

《本草崇原》载："玉竹者，根色如玉，茎节如竹也。青黏，茎叶青翠，根汁稠黏也。春生苗，茎直有节，其叶如竹，两两相对，其根横生如黄精，色白微黄，性柔多脂，最难干。"

葳蕤，草木叶垂之貌。四月的喜鹊岭，玉竹垂英，竹竿倒向一边，已有葳蕤之象。

玉坠般的花朵，渐渐蜕变成绿色、墨色的果子，像玉女脖颈上的银铃珠玉，微风来时，好似能听到玲珑之音。（图 12-3、图 12-4）

《神农本草经》："女萎，味甘，平。主中风暴热，不能动摇，跌筋结肉，诸不足。久服，去面黑䵟，好颜色，润泽，轻身不老。"

崖畔玉竹，早春生苗，色青秆直，如嫩竹出土，亭亭玉立，苗秆黏而多汁；其根色白有节，横生如筋，甘润多脂。汁液多则可清热养阴，其根如筋，故补不足，治跌筋结肉，不能动摇。其根白润，去面上黑䵟，润泽，好颜色。玉竹为崖上仙品，补不足，久服轻身不老。（图 12-5）

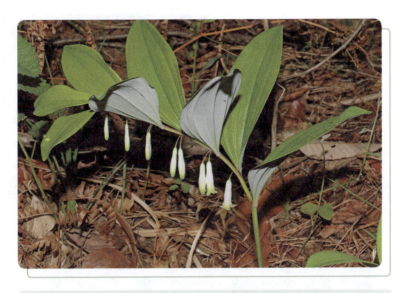

▶ 图 12-3　玉竹花开似玉铎,茎秆葳蕤

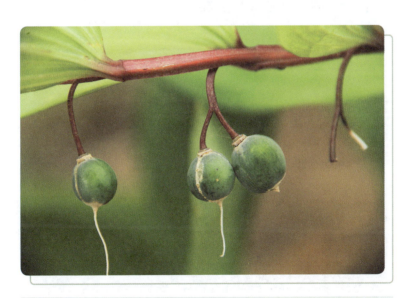

▶ 图 12-4　玉竹果子,最终变成紫黑色

玉竹[*Polygonatum odoratum* (Mill.) Druce]为百合科黄精属多年生草本。根状茎圆柱形,直径 5~14 毫米。茎高 20~50 厘米。叶互生,椭圆形至卵状矩圆形。花序具 1~4 花,总花梗(单花时为花梗)长 1~1.5 厘米,无苞片或有条状披针形苞片;花被黄绿色至白色。浆果蓝黑色,具 7~9 颗种子。

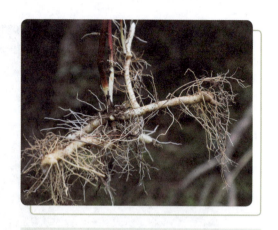

▶ 图 12-5　玉竹根茎,白嫩多黏汁

玉竹主产于东北、河北、山西、内蒙古、甘肃、青海、山东、河南、湖南、湖北、安徽、江西、江苏等地,生于林下或山野阴坡。各地亦有栽培。(图 12-6)

玉竹的根状茎作中药玉竹入药,春、秋二季采挖。

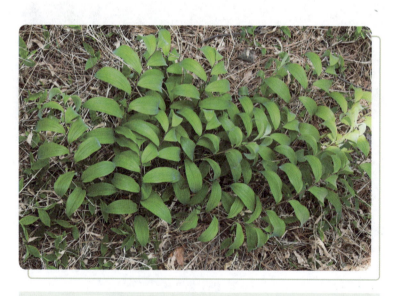

▶ 图 12-6　山上成丛的玉竹

13

骨碎补:附石抱树骨碎布

云山苍苍,秋水泱泱。南国芳草何处觅,竹筏鸬鹚阿蓬江。(图 13-1)

但见,"山峻高以蔽日兮,下幽晦以多雨。"(《楚辞·涉江》)

山有木,曰杉曰松曰通脱;隰有草,曰菰曰蓼曰蘘荷。

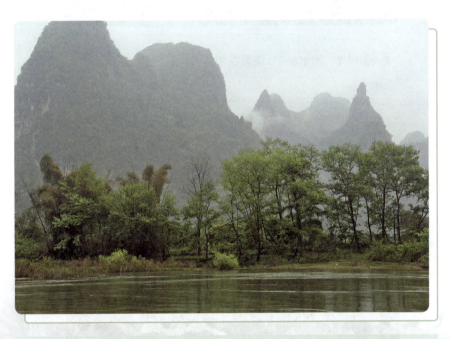

▶ 图 13-1　江上细雨

哎?

此蕨别致,它包石而生,大叶长梗,根生棕毛,阔如手掌,宛若毛姜
(图 13-2)。队长:"是槲蕨,骨碎补。又名猴姜、猢狲姜、石毛姜。"

"行到水穷处,坐看云起时。"(王维)炊烟袅袅绕,修竹掩茅茨。

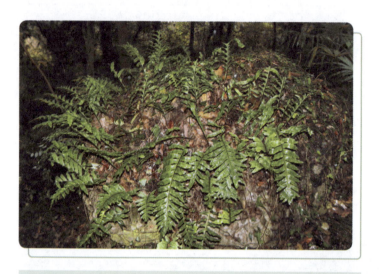

▶ 图 13-2　雨中林下,槲蕨包石而生

"悲哉,秋之为气也,萧瑟兮,草木摇落而变衰。"(《楚辞·九辩》)

此树为何干上着绿？近看还是槲蕨,它宛若绒布,裹木斜升,硕大的叶片更坚挺。(图 13-3)

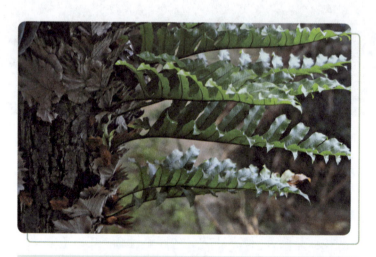

▶ 图 13-3　槲蕨附生树上

《本草图经》："根生大木或石上,多在背阴处,引根成条,上有黄毛及短叶附之。又有大叶成枝,面青绿色,有黄点,背青白色,有赤紫点。春生叶,至冬干黄,无花实。"

槲蕨通常附生于岩石上,或附生树干,匍匐生长。根状茎密被蓬松的棕色鳞片及短毛,去掉鳞片,则有姜之状,故有诸姜之名。(图 13-4)

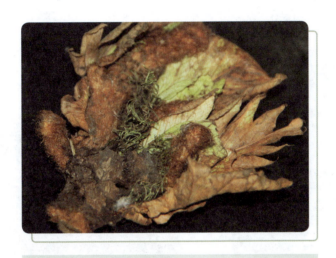

▶ 图 13-4 长绒毛的根状茎

《开宝本草》："骨碎补,味苦,温,无毒。主破血,止血,补伤折。生江南。根著树石上,有毛,叶如庵蕳,江西人呼为猢猻姜。一名石庵蕳,一名骨碎布。"

槲蕨去毛风干后如白色碎骨块,故能入骨补骨。匍匐石上,或攀援于树上,宽大如布(骨碎布),包裹树石,其性紧致坚固,故补绝伤,止血;治五劳六极,手足不收。其性善行走窜,故破血,治骨中毒气,疼痛。生有黄毛,故又长毛发。

槲蕨(*Drynaria roosii* Nakaike)为水龙骨科槲蕨属。通常附生岩石上,匍匐生长,或附生树干上。根状茎直径 1~2 厘米,密被鳞片;鳞片斜升,盾状着生。叶二型,基生不育叶圆形,黄绿色或枯棕色,厚干膜质,下面有疏短毛。

正常能育叶叶柄长 4~7（~13）厘米，具明显的狭翅；孢子囊群圆形，椭圆形，叶片下面全部分布。（图 13-5）

　　槲蕨主产于浙江、湖南、广东等地，附生于树干或石上，偶生于墙缝。

　　中药骨碎补以水龙骨科植物槲蕨的干燥根茎入药。全年均可采挖。

　　炮制品：烫骨碎补，用砂烫法，炒至鼓起，撞去毛。砂烫后体膨大鼓起，质轻、酥松。（图 13-6）

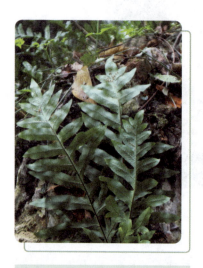

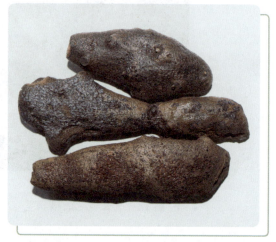

▶ 图 13-5　叶片背面有孢子　　　　▶ 图 13-6　骨碎补炮制品

14

穿山龙：山药有个横行善穿的兄弟

白云在天，山径悠远。苍苍小昆嵛，九溪十八谷。（图 14-1）

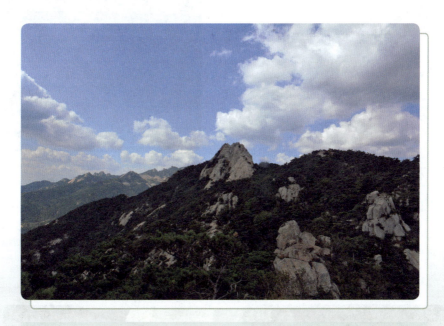

▶ 图 14-1　群峰连绵

山有木兮木有枝，攀女萝兮附菟丝；清节至兮秋凉鸣，翙翙羽兮双飞雉。

虫鸣鸟飞的山谷里，藤萝缠树而生。菝葜藤生满硬刺，不得亲近，金灯藤水润酥脆，最宜采撷。

最是喜爱薯蓣（山药）藤，顺藤摸根掘出山药蛋。

"这个藤上果实一嘟噜一嘟噜的，像山药的果实，叶子虽宽大张扬，但也好像山药的叶子呢？"（图 14-2）

队长："是薯蓣科的穿龙薯蓣，山药的兄弟——穿山龙。"名字霸气，因何名"龙"啊。

说话间，队长在藤蔓下用手摸索着抠了一会儿，就拽出了一条粗大的根，弯弯曲曲似长龙，质地紧密坚实，须根硬如铁丝。

一副孔武有力的模样啊，霸气外露，把自己的外皮都爆裂了。（图 14-3）

这么容易就得到了穿山龙？原来，它处薄土浅壤，杈丫旁生，横行无疆呢。

稚嫩的穿山龙根茎，像山药一样涩滑。（图 14-4）

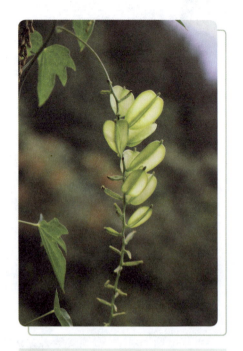

▶ 图 14-2　穿龙薯蓣果

穿山龙，"用于风湿痹病，关节肿胀，疼痛麻木，跌扑损伤，闪腰岔气，咳嗽气喘"。（《中华人民共和国药典》2020 版）

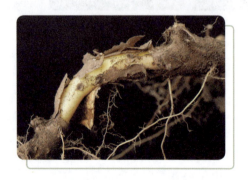

▶ 图 14-3　穿龙薯蓣根茎，栓皮层出土即爆裂

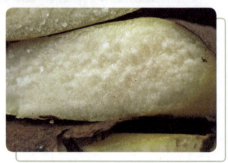

▶ 图 14-4　穿龙薯蓣根茎断面，像山药样涩滑

其形如筋而粗壮,故壮筋骨;其性善行窜通且涩滑,可通经活络,而治以上经脉阻滞之证。

穿龙薯蓣(*Dioscorea nipponica* Makino)为薯蓣科薯蓣属多年生缠绕草质藤本。根状茎横生,圆柱形,多分枝,栓皮层显著剥离。茎左旋。单叶互生,叶片掌状心形,边缘作不等大的三角状浅裂、中裂或深裂。花雌雄异株,雄花序为腋生的穗状花序。雌花序穗状,单生。蒴果成熟后枯黄色,三棱形,每棱翅状;种子每室2枚,四周有薄膜状翅。花期6—8月,果期8—10月。(图14-5、图14-6)

穿龙薯蓣分布于中国北部、东部,生于半阴半阳的山坡灌丛和稀疏杂木林内及林缘,喜肥沃、疏松、湿润、腐殖质较深厚的黄砾土壤和黑砾土壤。

中药穿山龙以穿龙薯蓣的根茎入药。春、秋二季采挖。

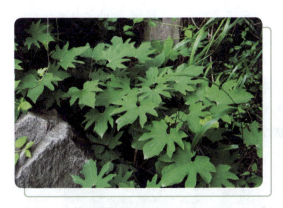

▶ 图14-5　穿龙薯蓣藤

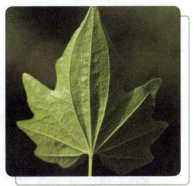

▶ 图14-6　穿龙薯蓣叶底

15 延胡索：胡块玄色，苗如纽索

时在三月，一行人远游至冻顶高山。

见云山雾海，春气氤氲。山谷里萌芽的是苦地丁、何首乌，溪水边吐绿的是木半夏、雀舌草。

鸦葱正绽黄英，八旦子花似鸟飞，开出了紫、红、白三色花朵。

蓦然瞥见，松林下，鲜花铺地似绣锦，极目远眺无边际。

几人争先恐后奔过来，就像一群蜂儿入花海，左顾右盼，前瞻后望。哈哈！梦里曾见画如许，而今已是画中人。

"都是粉花小药八旦子，还结了荚果。""怎么这么壮呢，弯曲的茎缠绕在一起，叶子好像也不同。"队长审视一番，说："是齿瓣延胡索！"（图15-1、图15-2）

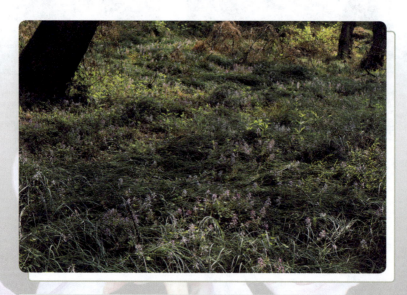

▶ 图 15-1 林下，满布开花结果的齿瓣延胡索

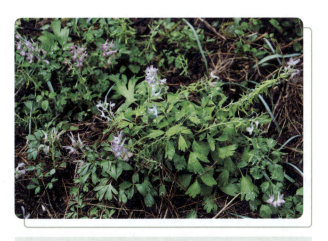

▶ 图 15-2　齿瓣延胡索,花叶带雨

"延胡索啊!"久闻其名,今日得见,快快挖出来。

曲茎下垂着一块肉疙瘩啊!正是"胡"字之义,"颔下垂肉"之象啊。其色黑赤,《说文解字》:"黑而有赤色者为玄。"有人问:"莫非是曲茎缠绕若长索,索下垂胡?"(图 15-3)

《本草原始》:"玄,言其色也,索,言其苗交纽也。后避宋真宗讳,改玄为延也,今呼为延胡索。"

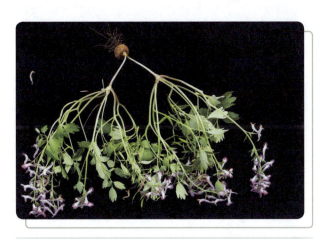

▶ 图 15-3　齿瓣延胡索的胡和索

延胡索又名玄胡索、元胡索。"元"字,亦因避讳而得。

尝尝,无气无臭,味苦而小辛。俗语:三月胡,四月没。趁着株青花艳,移栽到百草园吧。

胶东是个雪窝子,仲春之月,山野里仍然白雪皑皑。但此时天气已降,地气上升,浑身是火的延胡索已在冰雪下发出虎口长的嫩苗。

"哎,这胡怎么是两瓣啊?"队长:"这就是齿瓣延胡索的瓣裂。"(图15-4)

《海药本草》载延胡索:"生奚国,从安东道来。"

李时珍:"奚乃东北夷也。今二茅山西上龙洞种之。每年寒露后栽,立春后生苗,叶如竹叶样,三月长三寸高,根丛生如芋卵样,立夏掘起。"

百草园的延胡索,在寒风料峭中,在冰天雪地里,也急冲冲地钻了出来。春梦苦短,繁花易逝。立夏时节,它已经萎蔫,只有那"胡"在地下慢慢等待春雪再次飘来。

《开宝本草》:"延胡索,味辛,温,无毒。主破血,产后诸病因血所为者,妇人月经不调,腹中结块,崩中淋露,产后血晕,暴血冲上,因损下血。或酒摩及煮服。生奚国。"

《日华子诸家本草》:"除风治气,暖腰膝,破癥癖,扑损瘀血,落胎,及暴腰痛。"

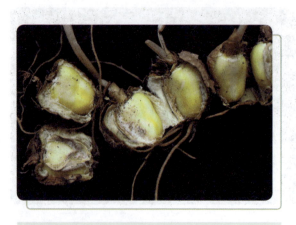

▶ 图15-4 齿瓣延胡索的块茎瓣裂

延胡索,性热,不畏寒雪,故能除寒风,治寒气,而暖腰膝。因性热散寒邪,为止痛良药。

《素问·举痛论》:"寒气客于脉外则脉寒,脉寒则缩踡,缩踡则脉绌急,绌急则外引小络,故卒然而痛,得炅则痛立止……寒气客于小肠膜原之间,络血之中,血泣不得注于大经,血气稽留不得行,故宿昔而成积矣。"

疼痛因寒而得,因热而止。寒泣之气,稽留气血,久则成癥瘕痃癖。

李时珍:"玄胡索,味苦微辛,气温,入手足太阴厥阴四经,能行血中气滞,气中血滞,故专治一身上下诸痛,用之中的,妙不可言。"

胞胎为血肉块垒,行气行血而治扑损瘀血,亦可落胞胎。

不论是血是气,积而不散者,服此力能通达,所以理一身上下诸痛,往往独行功多。此药性温味辛,走而不能守,不可久服。

齿瓣延胡索(*Corydalis turtschaninovii* Besser)为罂粟科紫堇属多年生草本。高 10~30 厘米。块茎圆球形,直径 1~3 厘米,质黄色,有时瓣裂。茎通常不分枝,叶二回或近三回三出。末回小叶全缘或具粗齿和深裂,或箅齿深裂。总状花序花期密集,花蓝色、白色或紫蓝色。蒴果线形,种子一列。(图 15-5、图 15-6、图 15-7)

齿瓣延胡索主产于内蒙古东部、河北东北部,生于林缘和林间空地。延胡索首见于《开宝本草》,曰:"产奚国";《海药本草》曰:"产奚国,从安东道来",为齿瓣延胡索分布区域。

《中华人民共和国药典》规定中药延胡索为罂粟科植物延胡索[*Corydalis yanhusuo* (Y. H. Chou & C. C. Hsu) W. T. Wang ex Z. Y. Su & C. Y. Wu]的干燥块茎。夏初茎叶枯萎时采挖,除去须根,洗净,置沸水中煮至恰无白心时,取出晒干。但在不同地区小药八旦子[*Corydalis caudata* (Lam.) Pers.]、胶州延胡索(*Corydalis kiautschouensis* Poelln.)和齿瓣延胡索的块茎作中药延胡索的代用品。

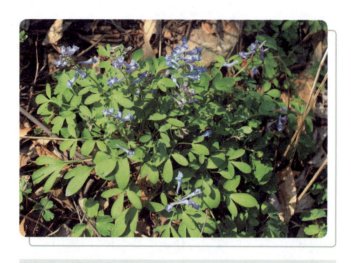

▶ 图 15-5　胶州延胡索

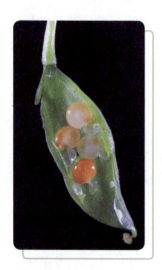

▶ 图 15-6　胶州延胡
索果实种子

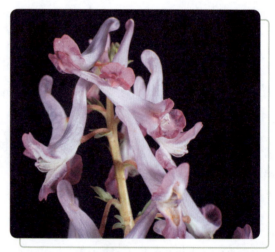

▶ 图 15-7　齿瓣延胡索花

16

薤白：味辛性滑菜芝也

春风吹软僵枝，柔条萌动芽黄。

阳春三月，金鸡岭荆棘丛中，松软的山径边，厚厚的落叶中，已经生机盎然。光慈菇翠叶伸展如剑，土元胡紫英似鸟展翅。

山韭菜绿得如此早，你看它那又长又扁的叶子。韭为春天第一菜，尝尝。"哎，扁扁的叶子是两层，中空呢？是葱的气味，辛烈异常。"

好生奇怪，挖出来看看。"一个小蒜头呢。"叶乍看似韭（图 16-1），气味如葱，根形如蒜，有点晕啊。队长："是薤。古人作菜蔬。剥开蒜头看看。"原来膨大的蒜头并无蒜瓣，只是葱皮层层相裹，臃肿白胖（图 16-2）。忽然想起和它类似的洋葱（图 16-3）。

薤根雪白晶莹，内中充满涎液，滑滑的。春天里美好的邂逅，邀你去百草园。

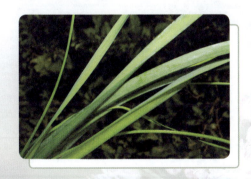

▶ 图 16-1 薤叶，如韭菜叶

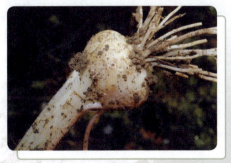

▶ 图 16-2 薤白，似蒜头

蜗牛山,矮鸢尾已经结果,藏在密密的叶子根部;鹤虱长满硬毛,虱子样的果实正等着你路过。"开紫花的韭菜!挖一棵回百草园吧。"(图 16-4)

"哎,一窝白疙瘩,这根不是薤吗?看叶子也是薤叶啊。""园子里的薤,头顶开花少,而直接花穗生株芽啊?"队长:"此亦为薤,曾名密花小根蒜,头顶开花结子,不生株芽。"百草园的薤,有了姐妹花。

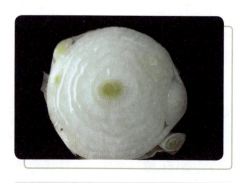

▶ 图 16-3 薤白横断面,如圆葱

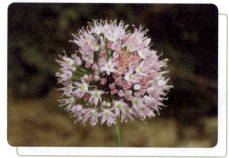

▶ 图 16-4 密花小根蒜的花序,不生株芽

《神农本草经》:"薤,味辛,温。主金疮疮败。轻身,不饥,耐老。"

《名医别录》:"苦,无毒。归于骨,菜芝也。除寒热,去水气,温中,散结,利病人。诸疮中风寒水肿,以涂之。"

薤易繁衍,块上生块,犹如附子。且花葶顶上开花又生块,或不花而簇生紫色块垒。块垒未落地,摇摇摆摆生出翠叶,宛若头生绿毛,展露无限生机。(图 16-5、图 16-6)又薤块久晒不死,故轻身,不饥,耐老。以其速繁易生,外敷可疗金疮、生肌肉。

古人饮食尚甘滑,滑者多寒凉,唯薤滑而辛热,又具生生之气,故奉为菜中之芝。

滑可养窍,可通利,可去滞着。因其辛温滑利,故可温暖脏腑,通利结滞,去水气。以其辛滑之性,外涂亦可治疮中风寒水肿。

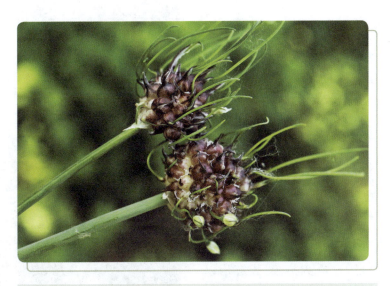

▶ 图 16-5　薤的株芽发芽，长出叶子

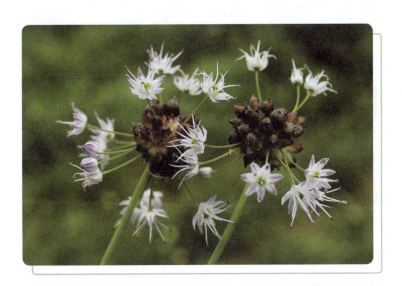

▶ 图 16-6　薤的株芽和花朵

苏敬："薤乃是韭类,叶不似葱,今云同类,不识所以然。薤有赤白二种,白者补而美,赤者主金疮及风。"

薤白久晒则赤,株芽色赤,间或苗带赤色,或其所指。(图16-7)

《本草思辨录》:"药之辛温而滑泽者,惟薤白为然。最能通胸中之阳与散大肠之结,故仲圣治胸痹用薤白,治泄利下重亦用薤白。但胸痹为阳微,痢则有冷有热,第藉以疏利壅滞,故《外台》于冷痢热痢,皆有治以薤白者。"

痢疾名滞下,邪气壅滞于肠,里急后重。薤辛温滑利,散胸中之结,又养窍通滞,故治胸痹泄利下重。

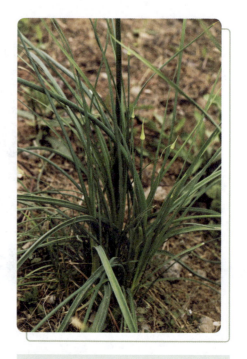

▶ 图16-7 薤整株

薤白(*Allium macrostemon* Bunge)为百合科葱属多年生草本。鳞茎近球形,基部常具小鳞茎。(图16-8)叶3~5枚,半圆柱状,或三棱状半圆柱形,中空,上面具沟槽。花葶圆柱状。总苞2裂;伞形花序半球状至球状,具多而密集的花,或间具株芽,或全为株芽;株芽暗紫色,花淡紫色或淡红色。

薤白除新疆、青海外,各省均产,生于山坡、丘陵、山谷或草地上。

中药薤白以薤白或藠头(*Allium chinense* G. Don)的鳞茎入药。夏、秋二季采挖。

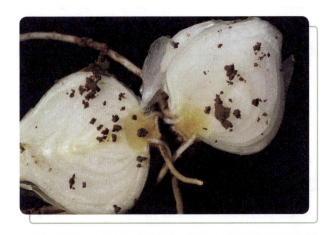

▶ 图 16-8　薤的纵剖面

17

徐长卿:鬼督邮,治鬼病

"山嵬嵬以岩立兮,水汩汩以漂激。"(柳宗元《梦归赋》)一日去岠嵎仙境,观平岚飞瀑。

早闻路途崎岖,多有艰险。此刻山下却是,井泉汩汩,小河潺潺,薄露瀼瀼树上挂,轻烟淡淡草中升。

山腰处,曾经烟火弥漫,熯天炽地,如今松柏焦枯,一片荒芜。(图 17-1)环望八面崔嵬,四围险峻,顿感寒气透人,清风射眼,腿脚无力软绵绵。

伫立草坡望前途,山顶嵯峨无行径。

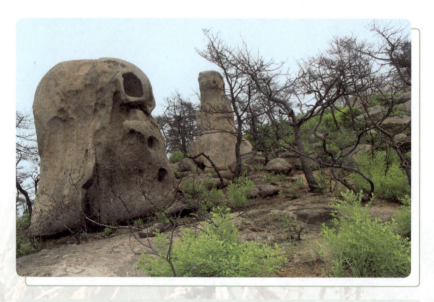

▶ 图 17-1 岠嵎山,火后

大师兄探路，草中寻来"一支箭"，为我佩于衣襟上。(图 17-2)"徐长卿护佑你。"虽行来深凹，有鬼督邮护身，虫蛇消遁。

身轻行疾，若生羽翼，终见银河跌落岠崌峰。

一支箭，即徐长卿，又名石下长卿、鬼督邮、别仙踪、白细辛、对节莲、对月莲、钓鱼竿、黑薇、尖刀儿苗、寮刁竹、柳叶细辛、土细辛、竹叶细辛、一枝香等。

李时珍："徐长卿，人名也，常以此药治邪病，人遂以名之。"

生石间者良，故名石下长卿。(图 17-3) 督邮为汉代官名，为郡之佐吏，徐长卿善治鬼病，故有鬼督邮之称。

《本草图经》："三月生青苗，叶似小桑，两两相当，而有光润。七八月著子，似萝蘑而小。九月苗黄，十月而枯。根黄色，似细辛，微粗长，有臊气。"徐长卿根如细辛，嚼之味辛，而嗅之气臊，其色白，又名白细辛。(图 17-4)

《神农本草经》："徐长卿，味辛，温。主鬼物百精，蛊毒疫疾，邪恶气，

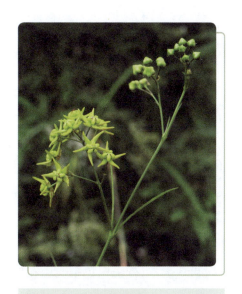

▶ 图 17-2　徐长卿花

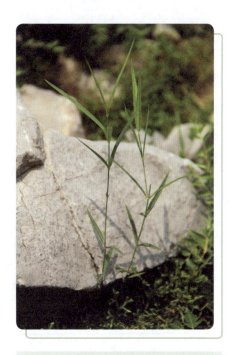

▶ 图 17-3　石下长卿，得石重镇之气

温疟。久服强悍轻身。一名鬼督邮。"

　　徐长卿有辛臊雄烈之气,尖刀长箭之形,故主鬼物百精蛊毒,疫疾邪恶气。又名石下长卿,得石重镇之气,故石下者良。其功驱邪治鬼病,即含久服强悍轻身、益气延年之义。

　　古人所谓邪恶气,即指前述鬼物百精蛊毒。疫疾、温疟,亦发作如有鬼神。此类疾病,治疗多用气味芳香辛烈或臭臊难闻之物,希冀以此驱之。

　　徐长卿(*Vincetoxicum pycnostelma* Kitag.)为萝摩科鹅绒藤属多年生直立草本。根须状;叶对生,纸质,披针形至线形。圆锥状聚伞花序生于顶端的叶腋内;花萼线形,花冠黄绿色,裂片5,副花冠裂片5。蓇葖单生,种子长圆形,长3毫米;种毛白色绢质。花期5—7月,果期9—12月。(图17-5)

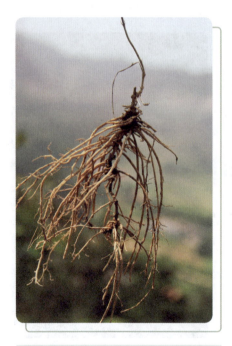

▶ 图17-4　徐长卿根

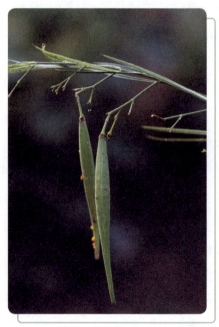

▶ 图17-5　徐长卿果实,如刀剑

徐长卿产于辽宁、内蒙古、山西、河北、甘肃、云南、贵州等地,生长于向阳山坡及草丛。各地亦有栽培。

中药徐长卿以徐长卿的根和根茎入药。(**图 17-6**)春、秋二季采挖。

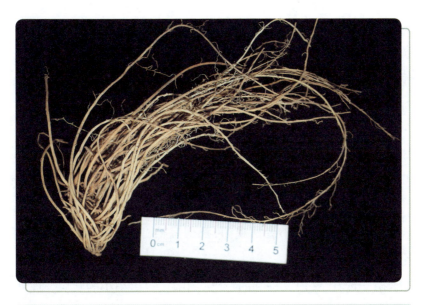

▶ 图 17-6 徐长卿药材

18

虎掌：畔有圆牙，看如虎掌

初秋，凉风送来微雨，高山中、溪水边，山梗菜露出半个紫色笑脸，艳艳的山萝花正好插上帽檐。覆盖在溪水上的野茉莉，垂着秤砣样的果子，山葡萄和菝葜在树上攀援。

石坡上，盐麸木下卧着蝙蝠葛和一丛丛生刺的牛叠肚，还有苎麻。

走近看，苎麻生刺，好似荨麻？队长："是蝎子草。"摸一下，被蜇得生疼。

和蝎子草混生的，还有天南星！队长："是虎掌。"（图 18-1）好奇怪的名字！

苏敬："根大者如拳，小者如鸡卵，都似扁柿，四畔有圆牙，看如虎掌，故有此名。"

赶紧挖开看看，又白又扁圆的疙瘩，周围正冒出小小的圆块。虎掌似天南星，天南星亦畔生圆块，虎掌根扁而大，天南星根圆而小。（图 18-2）

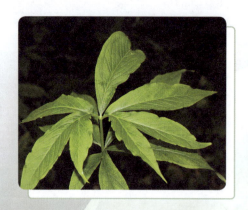

▶ 图 18-1　虎掌叶子

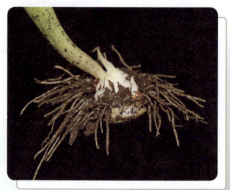

▶ 图 18-2　虎掌块茎侧面

《本草图经》:"初生根如豆大,渐长大似半夏而扁,累年者,其根圆及寸,大者如鸡卵。周回生圆芽二三枚或五六枚。三月四月生苗,高尺余。独茎上有叶如爪,五六出分布,尖而圆。一窠生七八茎,时出一茎作穗,直上如鼠尾。中生一叶如匙,裹茎作房,旁开一口,上下尖。中有花,微青褐色。结实如麻子大,熟即白色,自落布地,一子生一窠。"(图18-3)

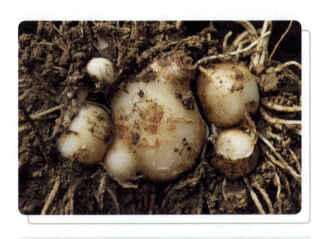

▶ 图18-3　虎掌块茎底面,周回生圆芽

切开大虎掌,雪白莹亮,触之涩滑,黏液牵引成丝。尝一口大虎掌,与半夏一样,麻嘴棘喉,千万别下咽,敏感的人可能因此喉头水肿。

人鸟有别,半夏和虎掌是鹧鸪鸟的最爱,它能在茫茫山野中准确找到并挖洞啄食半夏和虎掌的地下块茎。百草园的半夏、虎掌,也被鹧鸪啄得碎了一地。

虎掌别名多,如半夏、半夏子、大三步跳、独败家子、绿芋子、麻芋果、麻芋子、南星、天南星、掌叶半夏、真半夏。(《中国植物志》)

苏颂:"九月苗残取根,以汤入器中,渍五七日,汤冷乃易。日换三四遍,洗去涎,曝干用之,或再火炮。"

《神农本草经》:"虎掌,味苦,温。主心痛,寒热结气,积聚伏梁,伤筋痿拘缓,利水道。"

古人把所有刺激性气味称为辛。虎掌之用,在其涎滑、辛味,滑可养窍,可通利散结。其辛可化痰散结行气,治心痛,寒热结气,积聚伏梁。通利经脉,治伤筋痿拘缓。以滑养窍,滑利水道,可利小便,治癃闭不利。

虎掌与天南星,形似味同,功效相近,以通利散结为主。《开宝本草》:"天南星,味苦、辛,有毒。主中风,除痰,麻痹,下气,破坚积,消痈肿,利胸膈,散血,坠胎。"

虎掌(*Pinellia pedatisecta* Schott)为天南星科半夏属多年生草本植物。块茎扁球形,块茎四旁常生若干小球茎。叶1~3或更多;叶片鸟足状分裂,裂片6~11。花序柄长20~50厘米,直立。佛焰苞淡绿色,肉穗花序:雌雄同株;附属器黄绿色。浆果卵圆形,绿色至黄白色。花期6—7月,果9—11月成熟。(图18-4、图18-5、图18-6)

中药虎掌南星为虎掌的块茎,春、秋二季采挖,去净须根,撞去外皮,晒干,制用。其功效与天南星相近。

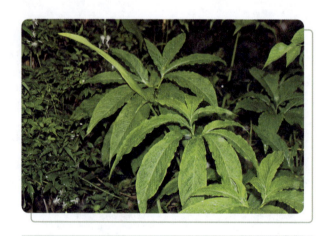

▶ 图18-4 雨中,丛生的虎掌,有佛焰苞窜出

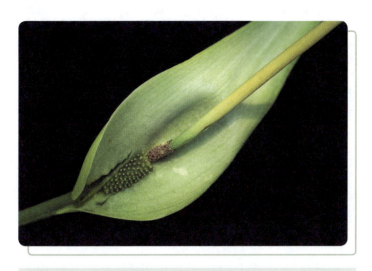

▶ 图 18-5　虎掌的佛焰苞,种子深藏其中

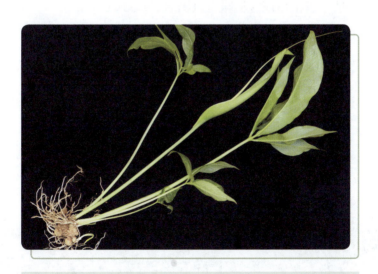

▶ 图 18-6　虎掌整株

19

大黄：清凉界里的将军

一行人刚刚经历了白云山顶烈日的炙烤，现在又要去清凉世界会一位将军。

乘上舒缓的列车，感受朝暮日月挪移，领略窗外风景变幻。三十五个小时后，我们从成都驱车驶上川藏线。

康定，云格外白，草格外绿。白云在雪山顶缓缓淌过。(图 19-1)大草甸上，狼毒花是黄的，续断叶是长刺的。所有的植物都似曾相识，又都叫不出名字。

深入草原，遥远的前方，是四川石渠、青海玉树。

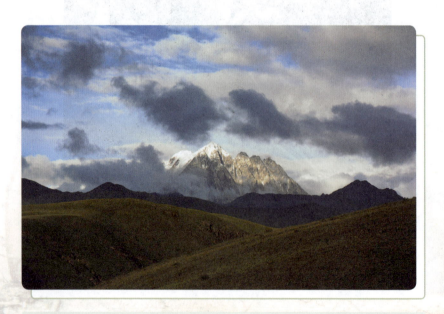

▶ 图 19-1　高原雪山

高岭上渐渐有了藏野驴、藏原羚、藏狐、狼;草甸上见到了草原雕、黑颈鹤;高原的河水里,有秋沙鸭、斑头雁在追逐。

在草原上,我们又碰见了新的植物:麻花艽、达乌里秦艽、大花龙胆、菠萝花、独一味、水毛茛、云生毛茛、三裂碱毛茛、矮金莲、红花绿绒蒿、梭砂贝母(炉贝)等。

高原河水可洗手濯足。啊,好晕,头重脚轻,四肢无力。此刻,好想变成那匹自由马,好想变成那只纵纹腹小鸮。

身边的喜马红景天、圆丛红景天、大炮山景天、星状雪兔子、青藏雪灵芝、钝苞雪莲,这些都是治晕的良药吧。

长途跋涉,千辛万苦,请问将军在何处?

倾颓的土丘下,矮矮花草中,有树兀然而立。"这就是将军,唐古特大黄。"(图19-2)

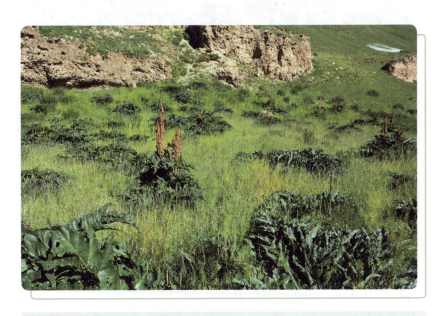

▶ 图19-2 一墩墩凸起的绿色,是唐古特大黄

果然与众不同,坚挺的茎秆岸然,大而铺张的叶子,手掌般展开(图19-3)。正值果期,果穗聚拢并立如剑,直指长天。(图19-4)此处大黄的种类真不少,唐古特大黄外,尚有小大黄、歧穗大黄、卵果大黄。

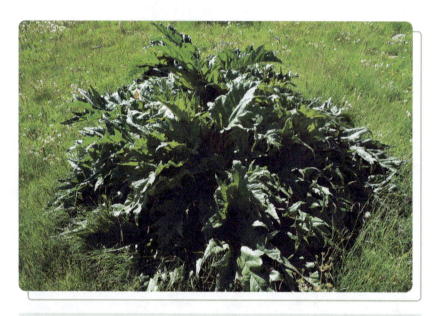

▶ 图 19-3　稚嫩而茁壮的唐古特大黄

因其形大,其根色黄,故得名大黄。质滑气雄,猛如将军,而有将军之名。于此清凉世界,禀西方肃杀之气,故治病多用川军。

《本草图经》:"正月内生青叶,似蓖麻,大者如扇。根如芋,大者如碗,长一二尺。旁生细根如牛蒡,小者亦如芋。四月开黄花,亦有青红似荞麦花者。茎青紫色,形如竹。二月八月采根,去黑皮,火干。"

大黄质地滑润,不易干燥,故用火干之法,并需穿在绳上慢慢晾干。不仅其根湿滑,其叶抱茎处亦充满涎滑液体,因而大黄性滑。

《神农本草经》:"味苦,寒。主下瘀血,血闭寒热,破癥瘕积聚,留饮宿食,荡涤肠胃,推陈致新,通利水谷,调中化食,安和五脏。"

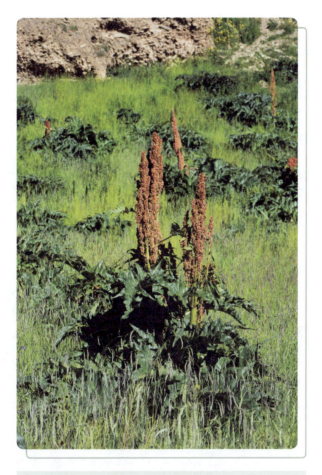

▶ 图 19-4　唐古特大黄窜出果穗

大黄质滑润有汁,故主滑利;其味苦,而又有雄烈之气,故走而不守。其性猛烈,故有将军之名。

大黄根黄茎赤而入血,性滑利,故能下瘀血,通血闭,破癥瘕积聚,留饮宿食,荡涤肠胃,推陈致新。(图 19-5、图 19-6)通过通利水谷,调中化食,而使五脏安和。

唐古特大黄(*Rheum tanguticum* Maxim. ex Regel)为蓼科大黄属多年生高大草本。根及根状茎粗壮,黄色。茎粗,中空,具细棱线。基生叶大型,通

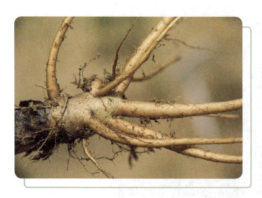

▶ 图 19-5　药用大黄根,皮黄内赤

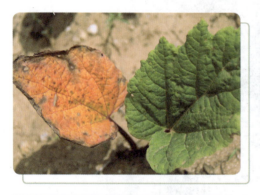

▶ 图 19-6　药用大黄茎叶均赤

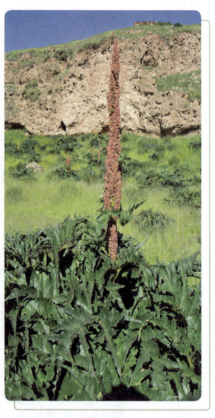

▶ 图 19-7　大树样的唐古特大黄,
　　　　　有将军气象

常掌状 5 深裂;茎生叶小,托叶鞘大型。大型圆锥花序,分枝紧聚,花小,紫红色稀淡红色;果实矩圆状卵形到矩圆形,种子卵形,黑褐色。花期 6 月,果期 7—8 月。(图 19-7)

大黄主产于甘肃、青海、西藏等地,生于高山沟谷中。

中药大黄以唐古特大黄、掌叶大黄(*Rheum palmatum* L.)或药用大黄(*Rheum officinale* Baill.)的干燥根和根茎入药。春、秋二季采挖。

波叶大黄(*Rheum rhabarbarum* L.)近几年部分地方有种植,其根和根茎作大黄的替代品入药。(图 19-8)

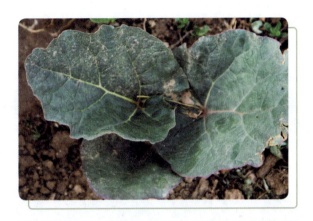

▶ 图 19-8　波叶大黄

20 玄参：水萝卜变幻成黑参

　　鲁中屋脊，山多而险，峰高而寒。雪花飘洒，岭披素练。

　　趁着山土尚未冻结，我们来把梯田种遍（图20-1）。种类繁多数不清，新栽了赤芍、知母、地榆、兰草、黄芪、黄芩、葛、玄参等。诸般皆仙品，玄参最迷人。

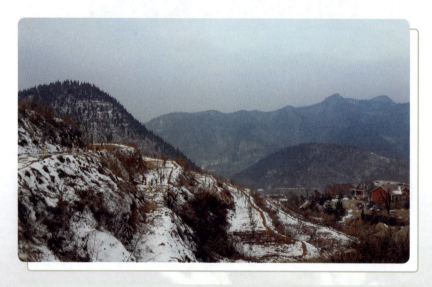

▶ 图 20-1　风雪中，在山上种植宿根类植物

　　玄参又名黑参、水萝卜、逐马、馥草，猜想它定是色黑味香，大补，生气力。此刻所见，却是水莹莹的"白萝卜"，切断其根，水润得就要流淌，舔一下，先甘后苦，好似黄连。（图20-2）

《本草图经》:"二月生苗,叶似脂麻,又如槐柳。细茎青紫色。七月开花青碧色,八月结子黑色。亦有白花,茎方大,紫赤色而有细毛,有节若竹者。高五六尺。叶如掌大而尖长如锯齿。其根尖长,生青白,干即紫黑,新者润腻。"

"亦有白花,茎方大,紫赤色而有细毛,有节若竹者",为同属植物北玄参,也作本品使用。它是玄参的同胞姐妹,是山谷中的土著。此时虽枝叶颓萎,初雪蒙盖,也逃不过队长的火眼金睛。

其根青白而多液汁,入口先小甘,后大苦,甚过玄参。(图20-3)

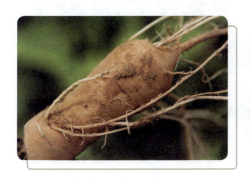

▶ 图20-2 玄参根,粗圆

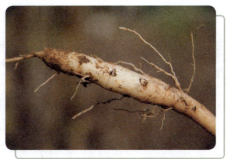

▶ 图20-3 北玄参根,细瘦

春芽夏花秋结子,更知两者不同处。花色,北玄参白绿色,花小,玄参黑紫色,花大;北玄参,叶小平整,幼叶紫色,玄参,叶大而有皱。(图20-4)

偶然搓弄玄参叶,就像打开了香包,芬芳之气弥散开来。玄参又名馥草,莫非是指叶片而言?

《本草崇原》:"其根一株五七枚,生时青白有腥气,曝干铺地下,久则黑也。"

玄参块根白色,断面雪白色,白得发亮发青。(图20-5)试着切片,眼看着薄片慢慢变黑。块根干燥后表面棕褐色,断面乌黑色而光泽,具焦糖气,而得玄参之名,味甘而补益。

《神农本草经》:"味苦,微寒。主腹中寒热积聚,女子产乳余疾,补肾气,令人目明。一名重台。"

玄参块垒,叶香而散,能散结块,故治积聚。其叶镶紫边,其花色紫,如瘀血色,故祛瘀血。乳,产子也。妇人产后瘀血留聚,多有寒热。玄参多汁,则补水泻火,故治腹中寒热积聚,女子产乳余疾。黑色入下焦,故补肾气,久服补虚,明目,强阴益精。补益之功大,故名逐马。(图20-6)

玄参(*Scrophularia ningpoensis* Hemsl.)为玄参科玄参属高大草本。支根数条,纺锤形或胡萝卜状膨大。茎四棱,叶在茎下部多对生而具柄,上部的叶有时互生而柄极短,叶片阔卵形,边缘具细锯齿。花序为疏散的聚伞圆锥花序,顶生和腋生,花梗有腺毛;花冠唇形,褐紫色,花冠筒多少球形,蒴果卵圆形。花期6—10月,果期9—11月。(图20-7)

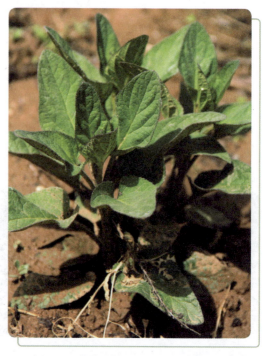

▶ 图20-4 北玄参苗,绿中透紫

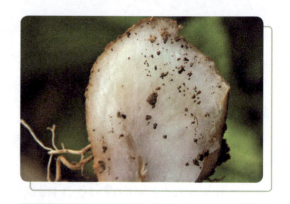

▶ 图20-5 玄参根切片,汁液流溢

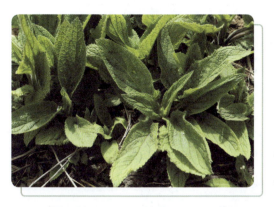

▶ 图 20-6　玄参苗,有芝麻香气,干后茎叶变黑

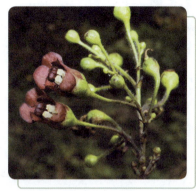

▶ 图 20-7　玄参花序

玄参分布于浙江、江苏、四川等地,生于竹林、溪旁、丛林及高草丛中。各地亦有栽培。

中药玄参以玄参科多年生草本植物玄参的根入药。冬季茎叶枯萎时采挖,除去根茎、幼芽、须根及泥沙,晒或烘至半干,堆放 3~6 天,反复数次至干燥。

北玄参(*Scrophularia buergeriana* Miq.)花序密集,花序梗短呈穗状,花黄绿色,根较玄参细长,其根在一些地区也作玄参入药(图 20-8)。主产于我国东北各省,生于低山荒坡或湿草地。

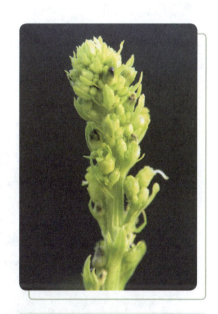

▶ 图 20-8　北玄参花序

21

葶苈子:独行菜和抱娘蒿

"菁菁者莪,在彼中阿,既见君子,乐且有仪。菁菁者莪,在彼中沚,既见君子,我心则喜。"(《诗经·菁菁者莪》)

溲疏花开时节,返青的麦苗猛长,春风里,麦浪翻滚。偶尔于麦垄上看到蒿草,也是嫩嫩绿绿的,以为是黄花蒿,搓一下叶子。"青草的气味,不臭呢。"尝尝,也是青草香气。队长:"抱娘蒿。古名莪、萝、萝蒿,俗名麦蒿。《植物志》改名播娘蒿。种子为中药葶苈子。"《食物本草》:"抱娘蒿,丛生故名。"

与荠菜一样,麦蒿也是早春的野菜,炒、拌或作包子馅,均是美味。(图 21-1)

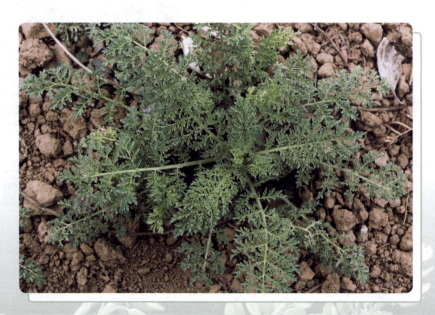

▶ 图 21-1 抱娘蒿,与小麦生长周期相同,俗名麦蒿

堤堰上满是风光,抱娘蒿已经窜秆,顶端开出细碎的黄花,结出嫩嫩的长荚。(图21-2)

清代考据学家戴震说:"莪,俗呼抱娘蒿,可知《诗》之取义矣。"

元代王磐《野菜谱》:"抱娘蒿,结得牢,解不散,如漆胶。君不见昨朝儿卖客船上,儿抱娘哭不肯放。"

抱娘蒿一根一秆,它的果荚,层层叠叠,环抱茎秆,犹如孩儿抱母不放。

《诗经·蓼莪》:"蓼蓼者莪,匪莪伊蒿。哀哀父母,生我劬劳。"

高大的抱娘蒿,让我想起了父母养育的辛劳。

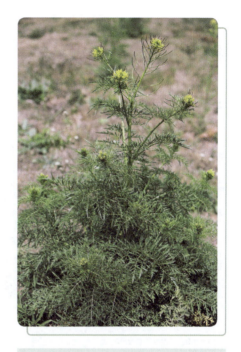

▶ 图21-2　抱娘蒿全株

麦子收获时节,抱娘蒿也成熟了。

捋一把泛白的果荚,它在手中暴裂开来,去掉荚皮,就得到黄褐色细沙样的种子。(图21-3)

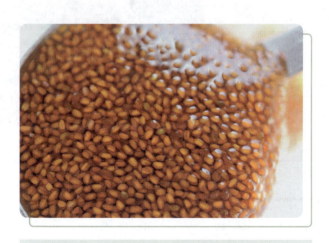

▶ 图21-3　抱娘蒿种子,水浸后涎滑

慢慢嚼一嚼,"先苦,后辛。"

《本草图经》:"葶苈……初春生苗叶,高六七寸,有似荠。根白,枝茎俱青。三月开花,微黄。结角,子扁小如黍粒微长,黄色。立夏后采实,曝干。"

掌禹锡:"苗似荠草,春末生,高二三尺,花黄,角生子黄细。五月熟,采子曝干。"

队长:"葶苈子的另一基原是独行菜。"

独行菜又名狗荠,很容易被认作荠菜(图21-4)。独行菜的小苗子色绿无毛,荠菜苗子有毛色淡。尝一下,独行菜苗子很辣,俗名辣荠菜。

独行菜结的果子很像荠菜果,种子浅黄色细沙样。(图21-5)尝尝:"一嚼,萝卜气就出来了,辛味。"

独行菜的种子,比抱娘蒿的种子大不少呢。

浸泡抱娘蒿种子:生葶苈子凉水浸泡,很快膨胀,如蛤蟆产卵,颗粒涎滑(煮后变化不大)。炒葶苈子,听到爆裂声即变紫色,有油香气,水浸后不

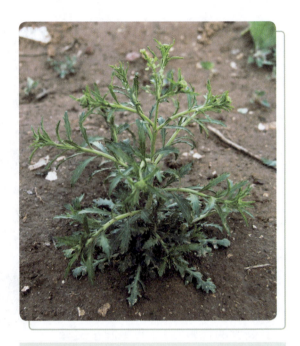

▶ 图21-4 独行菜

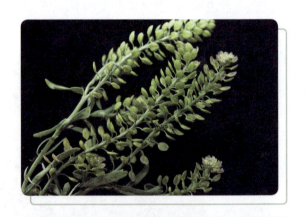

▶ 图21-5 独行菜的果子,扁扁的,像荠菜果

再涩滑,可见其药力生则猛、熟则缓。

浸泡独行菜种子:见水后立刻黏作一团,散发出萝卜气味。每颗种子都裹了一层水晶外衣,黏黏的,粘在手上就再也拂不掉了。盘子里像盛了炼蜜拌芝麻,涩滑黏腻的样儿,轻轻就能挑起来。其滑胜过抱娘蒿的种子。(图21-6)

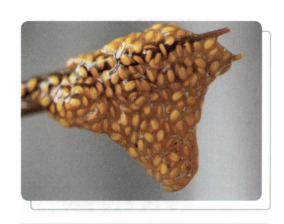

▶ 图21-6 独行菜种子,见水更涩滑

《神农本草经》载葶苈:"味辛,寒。主癥瘕积聚结气,饮食寒热,破坚逐邪,通利水道。一名大室,一名大适。"

《名医别录》:"苦,大寒,无毒。下膀胱水,伏留热气,皮间邪水上出,面目浮肿,身暴中风热痱痒,利小腹。久服令人虚。一名丁历,一名蕇蒿。"

葶苈子涩滑,属滑药。滑可去着,可通利。去着解结,治癥瘕积聚结气,饮食积滞,寒热凝滞,破坚逐邪,治伏留滞着热气,身暴中风热痱痒。滑利通滞而利水道,下膀胱水,利小腹,治皮间邪水上出,面目浮肿。

葶苈滑利泄下,徐之才《十剂》有"泄可去闭,即葶苈、大黄之属是也"之说。

徐大椿:"葶苈,味辛,寒。主癥瘕,积聚结气,水饮所结之疾。饮食寒热,破坚逐邪,亦皆水气之疾。通利水道,肺气降则水道自通。葶苈滑润而香,专泻肺气。肺为水源,故能泻肺即能泻水。凡积聚寒热从水气来者,此药主之。大黄之泻从中焦始,葶苈之泻从上焦始。故《伤寒论》中承气汤用大黄,而陷胸汤用葶苈也。"

中药葶苈子为十字花科植物播娘蒿或独行菜的干燥成熟种子。前者习称"南葶苈子",后者习称"北葶苈子"。夏季果实成熟时采收。(图21-7)

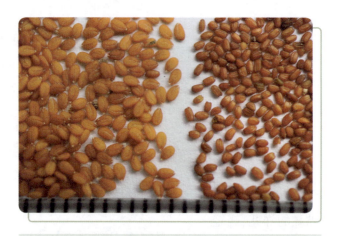

▶ 图 21-7　左为独行菜种子,右为抱娘蒿种子

播娘蒿[*Descurainia sophia* (L.) Webb ex Prantl]为一年生草本,高 20~80 厘米,有毛或无毛,毛为叉状毛,以下部茎生叶为多。叶为 3 回羽状深裂,长 2~12 (~15) 厘米,下部叶具柄,上部叶无柄。花序总状,花瓣黄色。长角果圆筒状,种子长圆形略扁,小型。表面棕色或红棕色,微有光泽,具纵沟 2 条,其中 1 条较明显。花期 4—5 月。

播娘蒿除华南外,全国各地均产,生于山坡、田野及农田。

独行菜(*Lepidium apetalum* Willd.)为一年或二年生草本,高 5~30 厘米;茎直立,有分枝,无毛或具微小头状毛。基生叶一回羽状浅裂或深裂;茎上部叶线形,有疏齿或全缘。总状花序,花瓣不存或退化成白色丝状。短角果近圆形或宽椭圆形,扁平,顶端微缺,上部有短翅。种子椭圆形,平滑,棕红色,小型。花果期 5—7 月。

独行菜全国大部分地区有分布,生于山沟、路旁及村庄附近。嫩叶作野菜食用。

另有独行菜属同属植物北美独行菜(*Lepidium virginicum* L.)的种子也可作葶苈子的代用品入药。北美独行菜有明显的花瓣,和萼片等长或比萼片长;独行菜有花瓣或花瓣退化成丝状,明显比萼片短。

22

藁本：生水泽，辟雾露

"峨峨东岳高，秀极冲青天。岩中间虚宇，寂寞幽以玄。"（谢道韫《泰山吟》）

六月，泰山后山，幽静的山谷中，微风拂苍松，飞雉上下鸣。

随处可见的清流，浸淫绿色，从崖壁淙淙而下。（图 22-1）

水流侧畔，青草丛中，黄海棠一枝独秀，黄色的花朵刚刚打开，羊乳的藤蔓缠上青草，四片大大的叶子格外显眼。

高大的小赤麻丛下，一墩芹菜苗浸在水中，水嫩水嫩的。"是水芹吧？"队长露出神秘的笑容："辽藁本。"（图 22-2）

《本草图经》："叶似白芷香，又似芎䓖，但芎䓖似水芹而大，藁本叶细耳。根上苗下似禾藁，故以名之。五月有白花，七八月结子。根紫色。"

仔细看它，叶子确实像芹菜，绿中泛紫赤的梗子又像白芷（图 22-3）。揉搓一下，气浊熏人，有芹菜和胡萝卜缨子

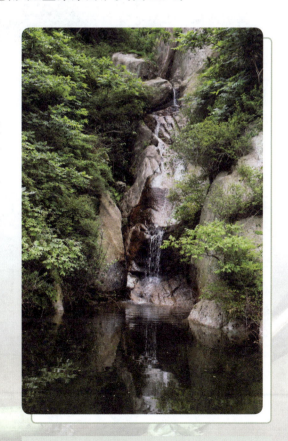

▶ 图 22-1　悬河飞瀑

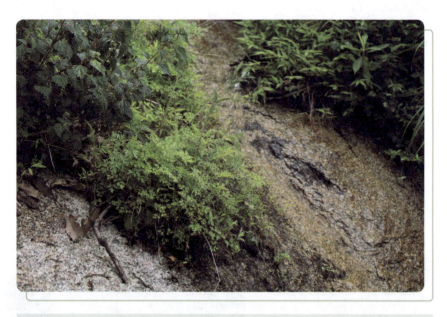

▶ 图 22-2　水湿中成丛的辽藁本

的气味。

　　溪水中,洗掉腐殖质,露出黄褐色的根。主根上,外皮层叠积累,一圈圈摞在一起,大概这就是年轮吧。

　　尝尝这根,尚未入口,香熏之气早已迎面冲来,这就是雄烈之气吧。及至入口,辛辣习习如椒,原来是个辣芹菜根啊。

　　《神农本草经》:"味辛,温。主妇人疝瘕,阴中寒肿痛,腹中急,除风头痛。长肌肤,悦颜色。一名鬼卿,一名地新。"

　　《名医别录》:"辟雾露润泽,疗风邪

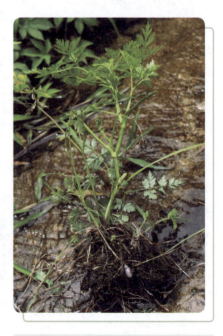

▶ 图 22-3　辽藁本整株

䍁[1] 曳,金疮。可作沐药、面脂。"

妇人疝瘕,阴中寒肿痛,腹中急,为寒邪所致。藁本味辛性温热,故治之。风头痛,即寒风所致头痛者。

《医学启源》:"藁本,气温,味大辛。此太阳经风药,治寒气郁结于本经。治头痛、脑痛、齿痛。"即大寒犯脑,令人脑痛、齿亦痛之药。因气力雄壮,亦治风通用。

《本草蒙筌》:"藁本,气力状(壮)雄,风湿通用。止头痛巅顶上,散寒邪巨阳经。得白芷作面脂,同木香辟雾露。实以鬼卿为誉,主风流入四肢。"

藁本生水湿之地,故能去湿气,辟雾露润泽,风湿通用。治风流入四肢,风邪䍁曳,四肢不利。

面药面脂,选气香、色艳、白滑者。藁本气香过众,得白芷作面脂,长肌肤,悦颜色。

辽藁本[_Conioselinum smithii_ (H. Wolff) Pimenov & Kljuykov]为伞形科藁本属多年生草本植物。根圆锥形,分叉。根茎较短。茎直立无毛,翠绿色,中空,具纵条纹,上部分枝。叶具柄,基生叶柄长可达 19 厘米,向上渐短;叶片轮廓宽卵形,2~3 回三出式羽状全裂;小羽片 3~4 对,卵形。复伞形花序顶生或侧生,总苞片 2,伞辐 8~10;小总苞片 8~10,小伞形花序具花 15~20;花瓣白色。双悬果分生,果背腹扁压,椭圆形。花期 8 月,果期 9—10 月。(图 22-4、图 22-5、图 22-6)

藁本分布于吉林、辽宁、河北等地,生于林下、草甸及沟边等阴湿处。

中药藁本以辽藁本或藁本[_Conioselinum anthriscoides_ (H. Boissieu) Pimenov & Kljuykov]的干燥根茎和根入药。春、秋二季采挖。

---

① 䍁:duǒ,下垂之义。

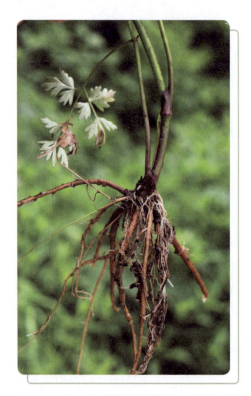

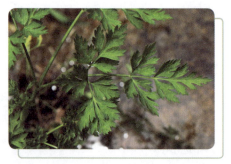

▶ 图 22-5　辽藁本叶子

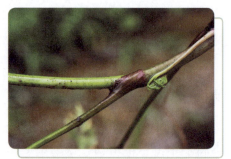

▶ 图 22-4　辽藁本根

▶ 图 22-6　辽藁本茎节

23

菟丝子：菟丝生有时，夫妇会有宜

时在五月，济西湿地，荡里苇蒲笋芽青，菡萏生香姿娉婷。

茨藻狸藻满布水下，大蘋小萍随波逐流。岸边生蒿，是香蒿臭蒿，泽畔有柳，是水杨柽柳。

最爱望不到边的蔓草，名唤贼小豆、野大豆。"豆蔓上金线缠绕，婀娜飞扬？"

细观，其苗茎似麻线而无根，一<u>丛</u>生如席阔，无根藤啊。队长："是南方菟丝子。"（图23-1）

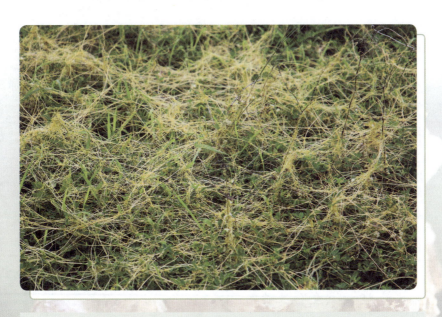

▶ 图 23-1　菟丝子

唐慎微在《证类本草》中说："今观其苗,初生才若丝,遍地不能自起,得他草梗,则缠绕随而上生,其根渐绝于地而寄空中。"

正是"菟丝从长风,根茎无断绝。"(古绝句)捋一把金线,多汁而滑泽。藤上已开白花吐细蕊,好似金线贯玉珠。(图 23-2)

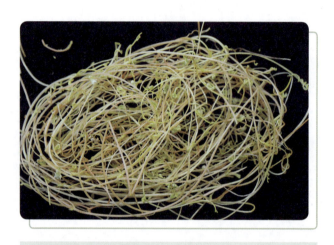

▶ 图 23-2　南方菟丝子,藤如金线

泰山之阿,馒头岭下,荆棘丛上有赤网垂挂,似曾相识。细看藤上赤斑点点,珠蕊苞含。(图 23-3)"是金灯藤,大菟丝子,又名日本菟丝子。"

山阿多寂寥,仿佛有人唱:"冉冉孤生竹,结根泰山阿。与君为新婚,菟丝附女萝。菟丝生有时,夫妇会有宜。"(《古诗十九首·冉冉孤生竹》)

好奇怪,金线和赤网,都无叶有花啊。

寇宗奭:"菟丝子,附丛木中,即便蔓延,花实,无绿叶,此为草中之异。"

虽无根株入土里,却又吐丝绵绵无绝期。

《本草图经》:"夏生苗,如丝综蔓延草木之上。或云无根,假气而生。六七月结实,极细,如蚕子,土黄色。"

夏末秋初,收获黄细的种子。种子太细碎,不好咀嚼。别看个头小,脾气可不小,辛味十足啊。

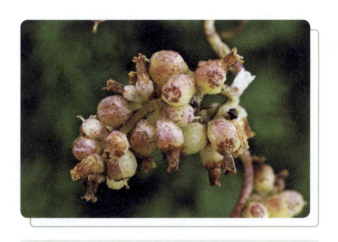

▶ 图 23-3　金灯藤

　　古人言:菟丝子得沸汤之热气,而有丝芽吐出。果然,水煮后种子吐出卷曲的细丝。(图 23-4)菟丝之名,因其藤为丝,吐丝织成金网、赤网,又或因种子吐丝。

　　《神农本草经》:"菟丝子,味辛,平。主续绝伤,补不足,益气力,肥健。汁,去面皯。久服,明目,轻身延年。一名菟芦。"

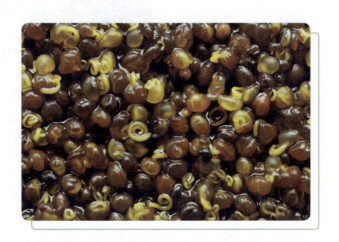

▶ 图 23-4　菟丝子吐丝

《名医别录》:"味甘,无毒。养肌,强阴,坚筋骨,主茎中寒,精自出,溺有余沥,口苦燥渴,寒血为积。一名菟缕,一名蓎蒙,一名玉女,一名赤网,一名菟累。"

菟丝名飞扬藤,无根,不假地气而生,为草中之异者。陶弘景:"旧言下有茯苓,上有菟丝。"故轻身延年,而子能明目。其子多脂膏质黏,故补不足,益气力,养肌,肥健。其多脂膏,治口苦燥渴。其茎多汁滑泽,挪以浴小儿,疗热痱,因其滑泽而去面䵟。其藤似筋,寄生空中,丝茎缭绕,故主续绝伤,坚筋骨。阴部为宗筋所聚,故强阴,治男子七伤,诸如茎中寒,精自出,溺有余沥之类。

正如徐大椿言:"主续绝伤,子中有丝不断,故能补续筋骨。补不足,益气力,肥健,滑润有脂膏,自能生精益气而长肌肉也。汁去面䵟,亦滑泽之功。久服,明目,轻身延年,生精则目明而强且寿也。子中之最有脂膏者,莫如菟丝。"

菟丝子(*Cuscuta chinensis* Lam.)为旋花科菟丝子属一年生寄生草本。茎缠绕,黄色,纤细,无叶。花序侧生,花冠白色,壶形,子房近球形,花柱2,柱头球形。蒴果球形,直径约3毫米,几乎全为宿存的花冠所包围,成熟时整齐地周裂。种子2~4枚,淡褐色,卵形,长约1毫米,表面粗糙。(图23-5)

菟丝子产于我国大部分省区,生于田边、山坡阳处、路边灌丛,或海边沙丘。寄主广泛。

南方菟丝子(*Cuscuta australis* R. Br.)与菟丝子的主要区别,在于蒴果

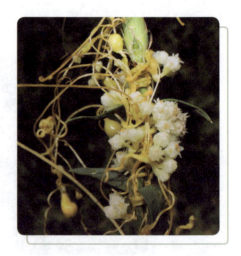

▶ 图23-5 菟丝子,蒴果被宿存花冠包裹

扁球形,直径 3~4 毫米,下半部为宿存花冠所包,成熟时不规则开裂,不为周裂。(图 23-6)

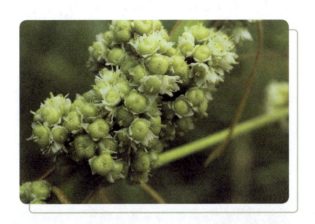

▶ 图 23-6 南方菟丝子,下半部为宿存花冠包裹

中药菟丝子为菟丝子、南方菟丝子的干燥成熟种子。(图 23-7)秋季果实成熟时采收。

金灯藤(*Cuscuta japonica* Choisy)的干燥成熟种子亦可作菟丝子的代用品使用。

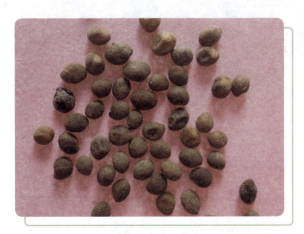

▶ 图 23-7 菟丝子,味辛辣

24

苍耳：色苍多芒感风气

春三月，地气发，土块散，上没橛，陈根可拔，此为发陈。天地俱生，万物以荣。

小蓟、苍耳已经萌芽。(图 24-1)口衔柳哨，小伙伴挎上篮子挖野菜。松软的春土里，追逐嬉戏，尽情玩耍，忘了初衷，归时绿色难遮篮子底。

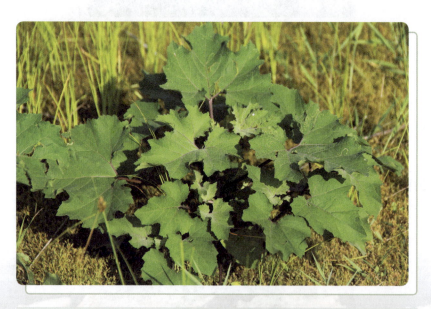

▶ 图 24-1　苍耳苗

夏天到来打猪草，最恨蒺藜苍子草。一个扎手足，一个粘住头发揪不掉。

苍耳子如耳珰，得"耳"之名，熟后色青黑，是为苍色，故名苍耳。

李时珍："其叶形如枲麻，又如茄，故有枲耳及野茄诸名。其味滑如葵，故名地葵。"

或曰:又名卷耳。《诗经·卷耳》:"采采卷耳,不盈倾筐。嗟我怀人,置彼周行。"今则卷耳之名,另有所指,其味鲜美,其气清香如麦苗。春采其苗,以充菜蔬。因其苗细小,又心中怀人,采来采去,不满倾筐。

《神农本草经》:"枲耳实,味甘,温。主风头寒痛,风湿周痹,四肢拘挛痛,恶肉死肌。久服益气,耳目聪明,强志轻身。一名胡枲,一名地葵。"

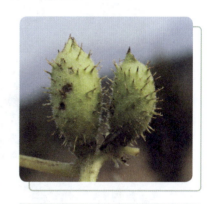

▶ 图 24-2　苍耳结果,有句有芒

苍耳果实表面有钩刺,为句芒之象(图 24-2)。性滑通利,刺亦能通,气味辛香,而能散寒通鼻窍。故祛风通利,治风头寒痛,风湿周痹,经脉不通之四肢拘挛痛,恶肉死肌。

苍耳性滑,滑以养窍,耳目心窍均在其列,故久服强志,耳目聪明。

唐容川:"苍耳质轻有芒,则能散风。凡有芒角与毛,皆感风气,故主散风。"

苍耳感风之气,故久服增气轻身,如乘风御风。

苍耳(*Xanthium strumarium* L.)为菊科一年生草本。茎直立不分枝或少有分枝,被灰白色糙伏毛。叶三角状卵形或心形,上面绿色,下面苍白色,被糙伏毛。雄性的头状花序球形,雌性的头状花序椭圆形,内层总苞片结合成囊状,绿色,淡黄绿色或有时带红褐色,在瘦果成熟时变坚硬,外面有疏生的具钩状的刺,瘦果2,倒卵形。(图 24-3、图 24-4)

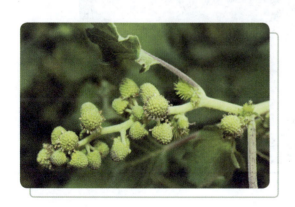

▶ 图 24-3　苍耳开花

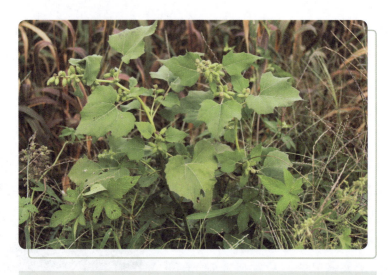

▶ 图 24-4　苍耳整株

中药苍耳子以菊科一年生草本植物苍耳的带总苞的果实入药。(图 24-5)
秋季果实成熟时采收,干燥,撞去钩刺。

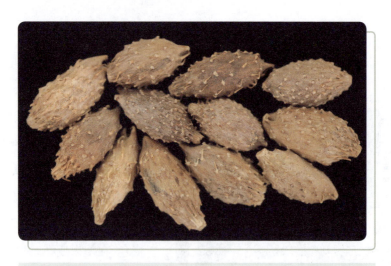

▶ 图 24-5　苍耳药材

25

葫芦：匏有苦叶，济有深涉

　　葫芦又名壶、瓠瓜、匏瓜、苦瓠、苦匏。其形有大有小，有长有短，其味有甜有苦。长大如冬瓜者名瓠；矮似西瓜者名匏；腰细头锐者名葫芦；柄直底圆者名瓠子，为菜瓠。

　　清明前后，点瓜种豆。小孩儿也把大人学，篱边埋下籽两颗，期待结个大壶瓜。

　　葫芦籽很快破土萌芽，引蔓开花，小葫芦像变戏法样慢慢鼓起来，茎叶花果长满白毛。(图 25-1、图 25-2)

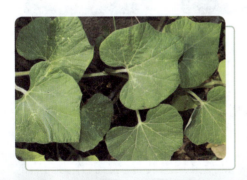

▶ 图 25-1　葫芦蔓

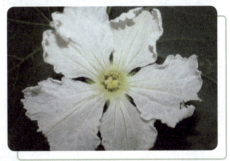

▶ 图 25-2　葫芦花

　　大概同气相求，连来采蜜的蜂都浑身是毛，因其不同于诸蜂，故名葫芦蜂，以其肥大，呼为葫芦哥。葫芦蜂胖墩墩的身躯，在又白又大的花心里滚来滚去，笨得可爱。

　　一个夏天，都觉得沉重的青葫芦能把藤坠断(图 25-3)，虽然结草成网兜着它。

"七月食瓜,八月断壶。"(《诗经·七月》)

葫芦用途多,可食或作器用。(图25-4)李时珍:"壶匏之属,既可烹晒,又可为器。大者可为瓮盎,小者可为瓢樽。为舟可以浮水,为笙可以奏乐。肤瓢可以养豕,犀瓣可以浇烛,其利溥矣。"

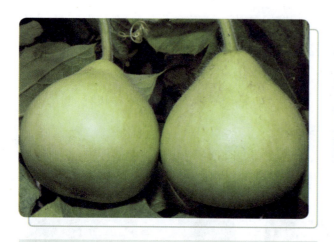

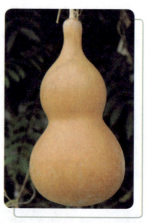

▶ 图25-3　葫芦

▶ 图25-4　亚腰葫芦

"匏有苦叶,济有深涉。"(《诗经·匏有苦叶》)葫芦叶子已干枯,葫芦熟了,可以腰拴葫芦渡济水了。

《庄子》有壶子,《神仙传》有壶公。葫芦又用来装丹、装药,作为药店的招牌幌子。医者如壶公一样悬壶以济世。

葫芦为混沌之象,一切两瓢为阴阳分开。新婚合卺,用一个葫芦的两个瓢盛酒水,象征阴阳和合,水生万物。

《神农本草经》:"苦瓠,味苦,寒。主大水,面目四肢浮肿,下水,令人吐。"

葫芦未熟时,体重,充满水分;熟后,水分尽去,中空质轻。病大水,面目四肢浮肿,就像充满了水的生葫芦,取葫芦自却水分而干之象,以及空能去实之义,故用治腹大周身肿。苦葫芦祛水效果好,但令人吐。

王清任:"抽葫芦酒,治腹大周身肿。自抽干葫芦,焙为末,黄酒调服三钱。若葫芦大,以黄酒入内煮一时,服酒颇效,取其自抽之义。"

瓢中之子,齿列而长,谓之瓠犀。(图25-5)子入肾,肾主骨,齿为骨之余。葫芦籽很像牙齿,能入肾,治诸般齿病。《诗经·硕人》:"齿如瓠犀。"葫芦籽一端有锯齿,更像小孩儿换牙长出的新齿。

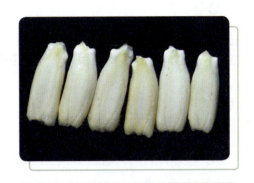

▶ 图 25-5　葫芦籽,像牙齿

葫芦[*Lagenaria siceraria* (Molina) Standl.]为葫芦科葫芦属一年生攀援草本。茎枝具沟纹,被黏质长柔毛,叶片卵状心形或肾状卵形。卷须纤细,上部分2歧。雌雄同株,单性花。果实初为绿色,后变白色至带黄色。由于长期栽培,果形变异很大,因不同品种或变种而异,有的呈哑铃状,中间缢细,有的呈扁球形、棒状或杓状。成熟后果皮变木质。种子白色。花期夏季,果期秋季。(图25-6、图25-7)

葫芦在我国各地栽培,亦广泛栽培于世界热带至温带地区。

中药葫芦为葫芦的近成熟果实。

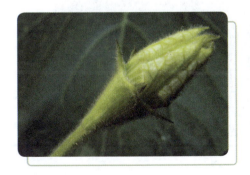

▶ 图 25-6　葫芦雄性花苞

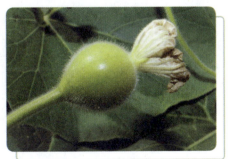

▶ 图 25-7　雌花凋萎,长出小葫芦

26

飞廉:葛洪御风

春晚绿野秀,岩高白云屯。(谢灵运《入彭蠡湖口》)

齐长城在群山高岭之上,暖暖春阳里,松柏青翠,山杏花残,山枣还光秃秃的,黄栌已经冒出新芽。(图 26-1)山田边荻草新绿,苍耳破土,成片的小蓟(刺儿菜)嫩嫩的,正是采摘的好时节。

采采小蓟,薄言采之。采采小蓟,薄言有之。采采小蓟,薄言掇之。采采小蓟,薄言捋之。哎!还有和小蓟这么像的菜?它也是叶缘生刺。(图 26-2)

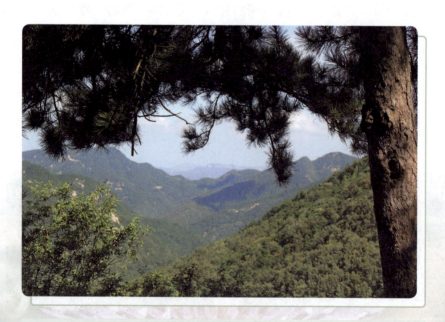

▶ 图 26-1　山巅远眺

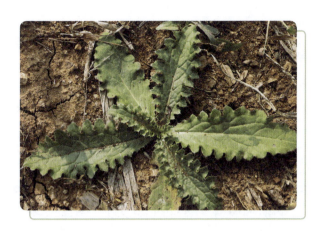

▶ 图 26-2　丝毛飞廉苗

队长："飞廉。长大后的飞廉生满羽刺,是飘落的风神。"(图 26-3)

陶弘景："叶下附茎,轻有皮起似箭羽,叶又多刻缺,花紫色。"(图 26-4)

风伯飞廉:《山海经》中风伯(风老大)名飞廉,其象为鸟。飞廉为风神主风,此植物也叫飞廉,一定与风有关。

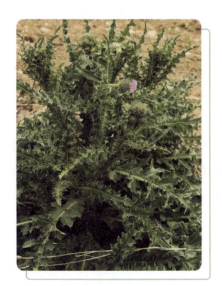

▶ 图 26-3　茎上生羽,叶边长刺

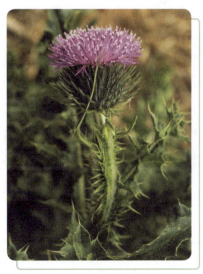

▶ 图 26-4　花苞也是刺疙瘩

李时珍:"飞廉,神禽之名也,其状鹿身豹纹,雀头蛇尾,有角,能致风气。此草附茎有皮如箭羽,复疗风邪。故有飞廉、飞雉、飞轻诸名。"

取象比类是中国人的传统思维方法,神农尝百草,或取其气,或取其味,或取其色,或取其形,或取其质,而知其功用,由此形成了本草理论。

《神农本草经》:"飞廉,味苦,平。主骨节热,胫重酸疼。久服令人身轻。一名飞轻。"

《名医别录》:"主头眩顶重,皮间邪风如蜂螫针刺,鱼子细起,热疮痈疽痔,湿痹,止风邪咳嗽,下乳汁。益气明目,不老。可煮可干。一名漏芦,一名天荠,一名伏猪,一名伏兔,一名飞雉。"

此草全身生刺,茎有羽翼,有风之象,治风邪所致骨节热,胫重酸疼;头眩顶重,皮间邪风如蜂螫针刺,鱼子细起,热疮痈疽痔;止风邪咳嗽。其性如风通透,治湿痹,下乳汁。取象比类,感其性则久服令人身轻,益气明目,不老。

医家用其治风病。葛洪认为,服飞廉煎剂可得风之气,远涉疾行,如列子御风一般。

丝毛飞廉(*Carduus crispus* L.)为菊科飞廉属二年生或多年生草本植物,高 40~150 厘米。茎直立,有条棱。基生叶羽状深裂或半裂,边缘有刺齿,茎生叶基部渐狭,两侧沿茎下延成茎翼。茎翼边缘齿裂,齿顶及齿缘有针刺。头状花序通常 3~5 个集生于分枝顶端或茎端。总苞片多层,钻形,无毛或被稀疏的蛛丝毛。小花红色或紫色,瘦果稍压扁,楔状椭圆形,有明显的横皱纹,冠毛多层,白色或污白色。(图 26-5、图 26-6)

飞廉在全国各地均有野生,生于山坡草地、田间、荒地河旁及林下。

中药飞廉以丝毛飞廉、飞廉(*Carduus nutans* L.)或节毛飞廉(*Carduus acanthoides* L.)的全草入药,夏、秋二季茎叶茂盛时采收。

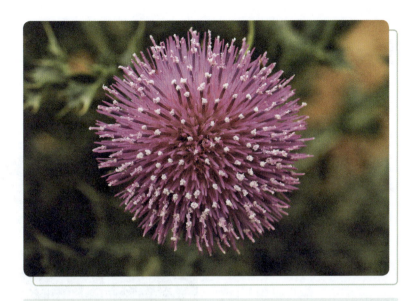

▶ 图 26-5　丝毛飞廉花

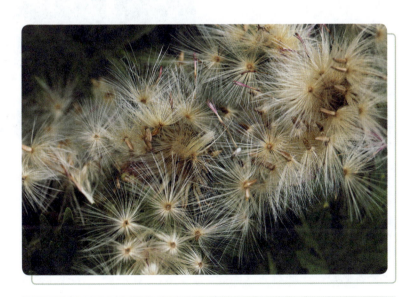

▶ 图 26-6　丝毛飞廉的种子,头顶白毛,随风飞扬

27

荨麻：一种皮肤病，何以植物名

暑气炎炎的日子，在塞外却如深秋一般。薄暮时分，于山坳水澳（yù）里，听着哗哗的水声，和队长唱和着歌曲《山不转水转》，一蹦三跳，将翱将翔，向着近处的山坡行进。

队长突然停下，"啊！巴刺毛（黄刺蛾幼虫）蜇我了"。好痒好痛啊，虽然隔着厚厚的牛仔裤。

仔细看看巴刺毛在哪？一株被折去头的 30 厘米高的植物。（图 27-1）没看到那毛毛虫，映入眼帘的是浑身长着长刺的这株植物。"这植物浑身是刺呢！"队长定睛看时，"是荨麻。"

《本草图经》载荨麻："生江宁府山野中。村民云疗蛇毒，然有大毒，人误服之，吐利不止。"

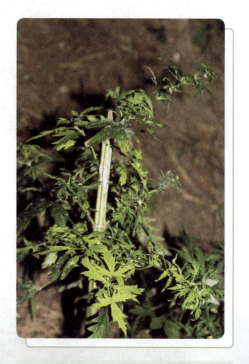

▶ 图 27-1　路上的麻叶荨麻，已经被砍了头

荨麻又名毛蔊[①]。《通雅》："《图经》有荨麻，亦作毛蔊。"宋代张邦基《墨庄漫录》："川陕间有一种恶草，罗生于野，虽人家庭砌亦有之，如此间之蒿蓬也，土

---

① 毛蔊：蔊，qián。毛蔊指荨麻。

人呼为蘵麻,其枝叶拂人肌肉,即成疮疱,浸淫溃烂久不能愈。"

荨麻蜇人,若生于路旁,人必畏之,杜甫《除草》诗中所言即此。

李时珍:"荨字本作蘵,杜子美有除蘵草诗,是也。"

杜甫:"草有害于人,曾何生阻脩。其毒甚蜂蛋,其多弥道周。清晨步前林,江色未散忧。芒刺在我眼,焉能待高秋。"

荨麻有毒,蜇人毒鱼,解毒却非常容易。

李时珍:"其茎有刺,高二三尺,叶似花桑,或青或紫,背紫者入药。上有毛芒可畏,触人如蜂蛋螫蘲①,以人溺濯之即解。有花无实,冒冬不凋。挼②投水中,能毒鱼。"(图27-2、图27-3、图27-4)

人被荨麻蜇了,感觉奇痒而疼痛,局部红肿高凸。有种皮肤病,叫风团,浑身发痒,抓则更甚,如刮风一般,随抓随起痕,抓后痒痛相加。它的表现与被荨麻蜇了一样,因而又名荨麻疹。若敢荨麻丛里走一遭,定是浑身风团痒难耐。

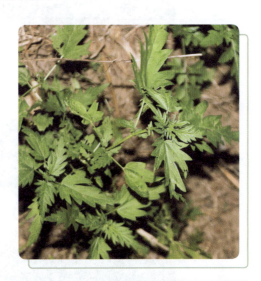

▶ 图 27-2　鲜嫩的麻叶荨麻

李时珍:"风疹初起,以此点之,一夜皆失。"

芒刺为风象,风病还需风药医啊。

荨麻为荨麻科(Urticaceae)荨麻族(Trib. Urticeae)下多种植物的统称,常以全草或草质茎叶入药。该族植物具有独特的刺毛,触及人或牲畜的皮肤,会出现红斑,痛痒难忍。(图27-4)这种刺毛是一种表皮特化的腺

①　蘲:hē,蜇。

②　挼:ruó,揉搓。

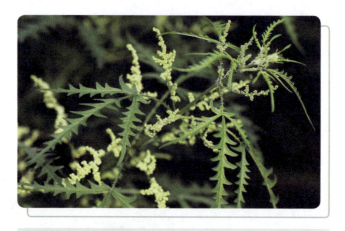

▶ 图 27-3　麻叶荨麻开花

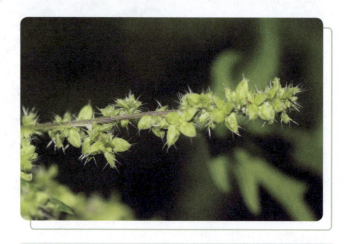

▶ 图 27-4　麻叶荨麻果实上也长刺

毛,由单细胞的毛管和多细胞的毛枕组成。刺毛的毒液成分复杂,含有一种特殊的酶和蚁酸、醋酸、酪酸等酸性物质。若被蜇伤,可用碱性溶液擦洗解毒。

28

马兜铃：青铃铛裂成大兜子

盛夏时节，飞瀑从山崖跌落，急湍的黄巢河水，蜿蜒曲折而来。中流有芦苇，浅水生香蒲，水蓼、茴茴蒜长在岸边。溯流而上，进入峡谷。壁上卷柏青翠，沟底藤蔓攀附，葛藟葡萄的叶子毛茸茸的。

"还有结铃铛的藤蔓！"队长："北马兜铃。"它的藤覆盖于灌木之上，三三两两的果子坠于藤上，真像青铃铛。

拽个肥肥圆圆的叶子，闻闻味道吧。"啊，呛死个人！"雄烈之气味，久久不散。

麦黄杏熟时节，它开出淡黄色的花，这花形状有点特别，像一张半卷半开的黄纸，顶端垂着一条丝带。(图28-1)

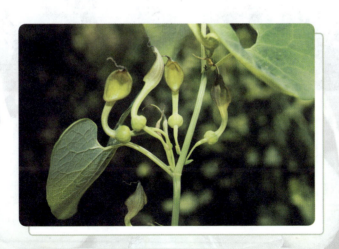

▶ 图 28-1　北马兜铃花叶

寇宗奭在《本草衍义》中说："马兜铃，蔓生，附木而上。叶脱时，铃尚垂之。"

冬季到来，它的叶子脱落，青色果实已经裂成了褐色的兜子，挂在山谷的荆棘丛上。它轻轻摇曳，或随风飘荡，兜里盛着纸片般的种子。

"马"即大之义，大豆曰马豆，大枣曰马枣，大蜻蜓曰马蜻蜓，诸如此类。"兜"为何义？青绿时为铃状，黄熟则炸开成瓣，果柄亦开裂成条系于瓣上，而作兜状（图28-2、图28-3）。盖屋垒墙、搬运泥、灰的泥兜子和灰兜子，就是布的四角拴上带子做成的。

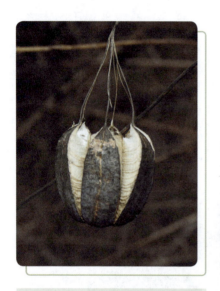

▶ 图28-2 北马兜铃成熟后裂成兜子

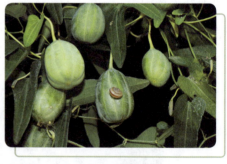

▶ 图28-3 马兜铃果实

十月以后草枯，则头开四系若囊，其中种子扁薄如榆荚。《本草图经》："春生苗如藤蔓，叶如山芋叶，六月开黄紫花，颇类枸杞花，七月结实枣许大，如铃。"

这叶、这花，和我们见到的不同呢。之前见过的是北马兜铃，马兜铃确实叶如山药，花开黄紫，没有垂丝。而花作筒，似角上弯，又似喇叭。（图28-4）

《开宝本草》:"味苦,寒,无毒。主肺热咳嗽,痰结喘促,血痔瘘疮。"马兜铃体轻而虚,熟则悬而四开,有肺之象,故入肺。其性寒能清肺热,味苦能降肺气,而治肺热咳嗽、痰结喘促。

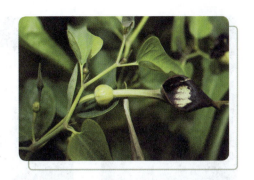

▶ 图28-4 马兜铃叶,似山药叶;马兜铃花,像斜口喇叭

痔瘘肿痛与湿虫有关,马兜铃气熏而臭,入下部杀虫止痛。《日华子诸家本草》:"治痔瘘疮,以药于瓶中烧熏病处。"

其根似木香,赤黄色,虽气腐难闻,却名土青木香。七八月采实,曝干,主肺病;三月采根,治气下膈,止刺痛。

马兜铃(*Aristolochia debilis* Siebold & Zucc.)为马兜铃科多年生草质藤本。根圆柱形;茎柔弱,无毛,有特殊气味。叶纸质,狭三角形。花单生,或2朵聚生于叶腋,花基部膨大呈球形,向上收狭成一长管,管口扩大呈漏斗状,黄绿色,口部有紫斑;顶端钝;花药贴生于合蕊柱近基部;子房圆柱形;蒴果近球形,具6棱,成熟时黄绿色,由基部向上沿室间6瓣裂开;种子扁平,钝三角形,边缘具白色膜质宽翅。花期7—8月,果期9—10月。(图28-5、图28-6、图28-7)

马兜铃分布于长江流域以南各省及山东、河南等地,生于山谷、沟边、路旁阴湿处及山坡灌木丛中。

北马兜铃(*Aristolochia contorta* Bunge)为马兜铃科多年生草本,叶比马兜铃宽,花被舌片顶端渐尖,具延伸成1~3厘米线形而弯扭的尾尖,黄绿色,常具紫色纵脉和网纹;花期5—7月,果期8—10月。

本品主产于辽宁、河北、河南、山东等地,生于山坡灌丛、沟谷两旁及林缘。

以上两种均为中药马兜铃、青木香入药的基原植物。

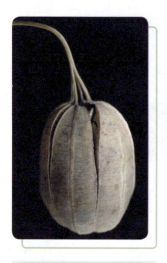

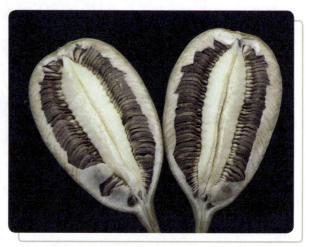

▶ 图 28-5　马兜铃果实将熟

▶ 图 28-6　马兜铃剖面

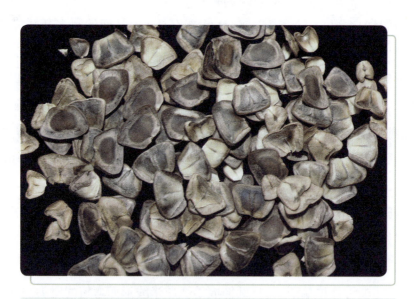

▶ 图 28-7　马兜铃种子

29

寻骨风：黄黄的烟袋锅，毛毛的马兜铃

绵绵之葛，在于旷野，良士得之，以为绤①绽②。（《说苑》）

缠缠绵绵的葛藤，长在西山上。它那长长的藤皮，可以做成细葛布。夏日里，西山脚下，霞草白英长蕊，石竹花红娇艳。盐肤木枝端含苞，白鲜的果子已经炸裂，乱石之间的多肉，是垂盆草、瓦松和八宝。

那一片片草怎么毛茸茸的？队长："绵毛马兜铃。"（图 29-1）

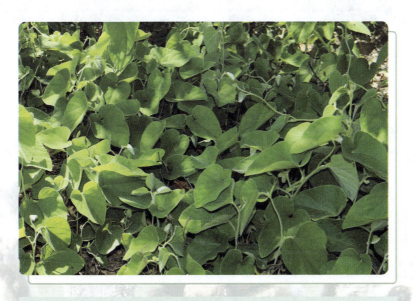

▶ 图 29-1　绵毛马兜铃，浑身是毛

---

① 绤：chī，细葛布。
② 绽：zhù，苎麻布。

　　它的茎直立低矮,没有马兜铃青翠的颜色,也没有马兜铃那么长的蔓子。它浑身是毛,不辜负这个名字,毛叶子、毛茎。叶子下偶见黄色花朵,也有毛,硬硬的,不知是谁把它的花塑成这金黄的烟袋锅样? (图29-2)

　　果子会是啥样?我们仔细翻开叶子寻找,只见得密集丛生的植株很少结果子,好不容易发现了铃铛。啊,果子上都是棱呢,也是毛茸茸的。毛和棱,给人锐利的感觉。(图29-3)

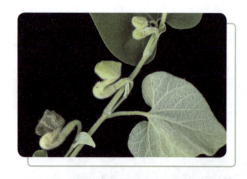

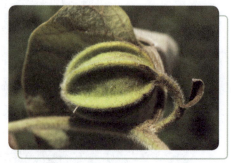

▶ 图29-2　绵毛马兜铃花,像烟袋锅　　　　▶ 图29-3　绵毛马兜铃果,有毛有棱

　　可以采集它的果实,种在园子里。翻开叶子找太麻烦,最简单的办法是顺着藤摸瓜。啊,扎手。原来这里还是"刺猬"的家。

　　看一下它的根。这么浅,比茅根还密集的网,扯不开拽不断。尝一尝,苦不堪言啊。

　　这毛毛的刺,苦苦的味,难道也会让虫子喜欢?秋日叶枯时,麝凤蝶的幼虫已经饱餐,做茧而眠,悬在就近的石头上。哪里是茧,分明是海里的小螺,美丽的纹彩,瓷样的质地,茧也像果子样棱角分明,大概这就叫"同气相求"。

　　它是中药寻骨风,又名白毛藤、穿地筋、毛风草、烟袋锅。因其嫩枝密被白色长毛,名白毛藤。根白细长,在地下纵横交错,如网如织,而名穿地筋。(图29-4)花浅黄色,有紫色网纹,形似烟袋锅,得名。寻骨风又名毛风草,由名可知其功用与毛和风关联。

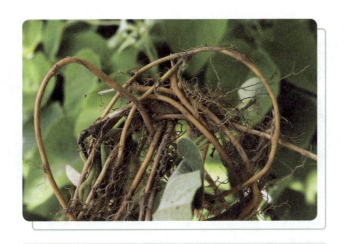

▶ 图29-4　绵毛马兜铃根

《本草问答》:"叶大有芒角,如八角风、苍耳叶、寻骨风之类,皆叶大而有芒角,均主散风。"

其形似筋,其性穿地,而入药可深寻至骨,以搜风祛风,故治经脉之风、筋骨之风,通经络,祛周身之痹痛。

寻骨风[*Isotrema mollissimum* (Hance) X. X. Zhu,S. Liao & J. S. Ma],又名绵毛马兜铃,木质藤本。根茎细长,圆柱形;嫩枝密被灰白色长绵毛。叶纸质,卵状心形,上面被糙状毛,下面密被灰色或白色长绵毛;花单生于叶腋,浅黄色,并有紫色网纹,外面密生白色长绵毛;子房圆柱形,密被白色长绵毛。蒴果长圆状或椭圆状倒卵形,具6条棱或翅,密被细绵毛,成熟时自顶端向下6瓣裂开,果肉变软;种子卵状三角形,背面平凸状,具皱纹和隆起的边缘。花期4—6月,果期8—10月。(图29-5、图29-6)

寻骨风产于陕西南部、河南南部、山西、山东等地,生于山坡、沟边和路旁等处。

中药寻骨风以寻骨风全株入药。

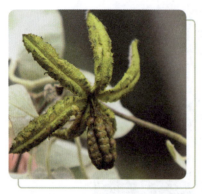

▶ 图 29-5　绵毛马兜铃果实成熟,自溶,从顶部炸裂

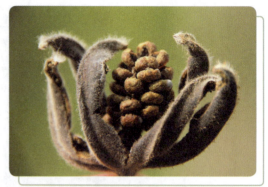

▶ 图 29-6　绵毛马兜铃种子

30

青岛百合:清清斯涧,邂逅花仙

端午前夕,藏虎山探秘。

群山环抱的碧水,一眼望不到边,则知此山多水涧。(图30-1)

碧湖上游,是涧水汇成的宽阔河流。河边,拐芹当归、东北长鞘当归尚未吐穗,孩儿参、蔓孩儿参已打开白色花朵。

溯一支流而上,进入大石涧,正是"扬之水,白石皓皓"(《诗经》)。

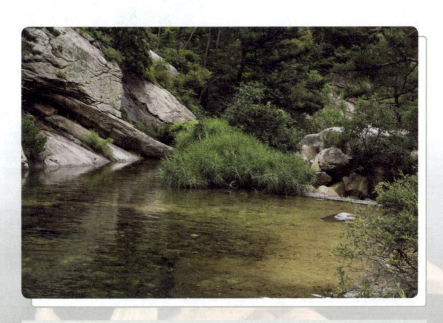

▶ 图30-1 山中清溪

山樱桃的果子已经熟了。尝尝,紫汁浸染了唇舌,酸甜酥透了牙齿。乔木作伞,凉气袭人。硕大的紫萁贯众恣意伸展,匍匐的卵叶茜草悄悄蔓延。

石涧之水,或为明河,或为暗流;石涧之石,则硕大无朋,把路阻断。且在巨石上喘口气。

不经意望去,一团火焰从石缝冒出,队长:"是青岛百合。"

亭亭玉立,石涧仙子。轮生的绿叶是它的裙摆,火样的花朵是它的笑颜。(图30-2)

它是百合花家族的一员,齐地特有。

它的苗子刚钻出土,尚未打开,像某个平常的绿叶盆栽。(图30-3)

含苞待放时,它静静地立在水边。花落之后,那果子是有棱角的翡翠。

它干枯的茎,曾经开过的花,讲述着昨日的艳丽绚烂。不管我来与不来,见或不见,它都立于空涧,孤芳冷馥,花开花落,年复一年。

且看看,是怎样的根怎样的茎,将它生成这般美丽模样。原来它有上下两层根,茎上生出白莲花。来一片尝尝,甘而黏润,爽入心脾。(图30-4)

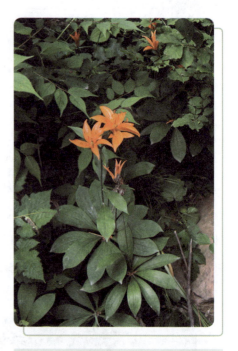

▶ 图30-2 成片的青岛百合,像重楼

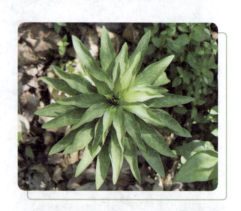

▶ 图30-3 青岛百合苗子,年份越多叶子越多

它的茎上鳞瓣合抱如肺之状，色又白，故入肺。质黏而润，故润肺金，清燥火。可它是稀有之品，已被列入《国家二级保护植物名录》。

一行人告别林下诸般仙品，继续前行，穿过密密的菝葜林，扎得浑身是伤。石涧尽头是悬崖，无限风光尽在此处。

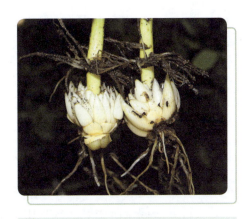

▶ 图 30-4　青岛百合鳞茎

日出到日落，进涧又出涧。曾跌下巨石，曾脚踩蝮蛇榻边。把惊恐放一边，落日余晖里，且歌且行。

青岛百合（*Lilium tsingtauense* Gilg）为百合科百合属多年生草本植物，鳞茎近球形；鳞片披针形，黄白色。茎高 40~80 厘米。叶轮生，1~2 轮，每轮具叶 5~14 枚，除轮生叶外，还有少数散生叶。花单生，或 2~7 朵排列成总状花序；花橙黄色或橙红色，有紫红色斑点；子房圆柱形，果实具 6 棱，棱 3 大 3 小。花期 6 月，果期 8 月。（图 30-5、图 30-6）

青岛百合产于山东、安徽，生于山坡阳处杂木林中或高大草丛中。

青岛百合的鳞叶入药，功效与百合相似。

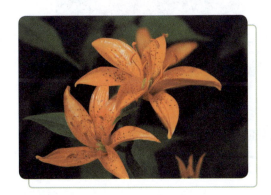

▶ 图 30-5　青岛百合花，像火焰

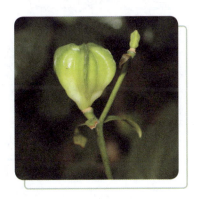

▶ 图 30-6　青岛百合果实，有棱

31

乌头：云阶冻顶寒，附子乌头热

仲春之月，冰雪消融，人世间柳丝软拂，桃含丹珠。天气下降，地气上腾时节，山中是怎样一番景象？且待我入山打探一下春的消息。

一行五人往云阶山登云顶。山脚下，小药八旦子已展开叶子，续断露出尖尖的小芽。

荆棘丛里挂着雀儿织的小巢，空空的。

树木尚在梦眠之中，轻轻走动，不要出声，只听野鸡鸣叫就行。

寒锁云阶，坚冰封路。（图 31-1）虽处山阴，几片深绿已在枯叶衰草中晕染开，"是乌头"。不畏阴寒，这么早就露出头来，它浑身是火吧。

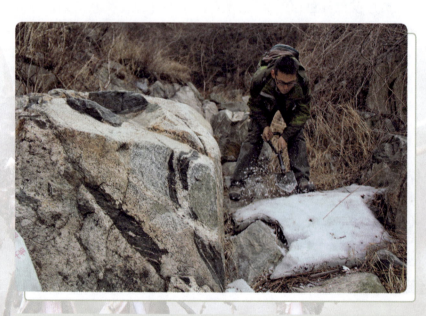

▶ 图 31-1　冰雪覆盖石径

登上云顶,辽阔的草甸没有一丝绿意,枯黄的苍术藏在深深的草丛中。看看它的春芽是否在土中萌动,"啊,好硬,还是冻土啊。"

山阳昼永,乌头苗子苍翠敷布,更加茁壮(图 31-2)。它并没有气味,队长把它的黑根放进嘴里嚼。"队长,千万别咽。""来点儿水,漱漱口。"和它热吻后,队长的唇舌发热发麻,持续了大半天。有人误把它当作野芹菜(图 31-3、图 31-4),可知其一旦入口,就会发生不幸啊!

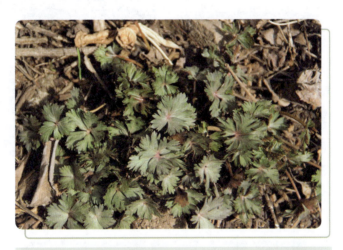

▶ 图 31-2　乌头苗子刚出土

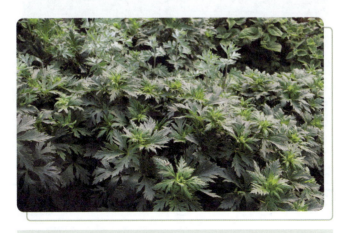

▶ 图 31-3　圆锥乌头窜秆

乌头的种类多,在此山,队长叫它圆锥乌头,在鲁山有展毛乌头,在崂山有高帽乌头(高帽乌头根不能作乌头附子的代用品),在徂徕山有乌头,在内蒙古大草原有北乌头。

如今,它们都来到了百草园。

它一茎直上,如火上窜,宁死不屈。若其已窜出茎秆,移栽时千万不能去掉它的头。因为它的茎不能分蘖,去头就憋死。若把叶都去掉,留着茎秆的嫩芽,即使已经高秆,也可将它移栽成活。

乌头块根有多种名称,如乌头、乌喙、天雄、附子、侧子等。(图 31-5)

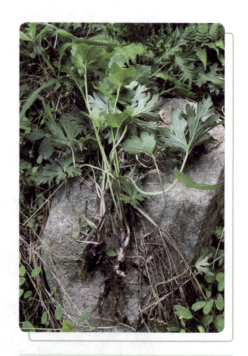

▶ 图 31-4　乌头秆子叶子像芹菜

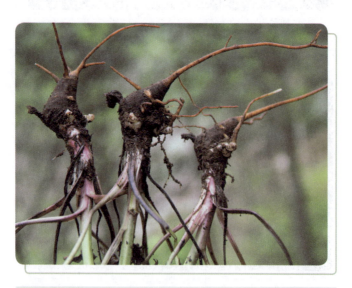

▶ 图 31-5　乌头像黑色的乌头

其根的繁殖状态就像种芋头,种下母块繁殖子块。块根呈倒圆锥形,暗黑褐色,形似乌鸦之头,故谓之乌头;有两歧共蒂,状如牛角,如乌鸦之嘴,又名乌喙;始种乌头,经年独生长大而不生附子、侧子者,名天雄,就是公的。

《神农本草经》将附子、乌头、天雄区别使用。

"附子,味辛,温。主风寒咳逆,邪气,温中,金疮,破癥坚积聚,血瘕,寒湿踒躄,挛膝痛,不能行步。"

"乌头,味辛,温。主中风恶风,洗洗出汗,除寒湿痹,咳逆上气,破积聚寒热。其汁煎之,名射罔,杀禽兽。一名奚毒,一名即子,一名乌喙。"

"天雄,味辛,温。主大风,寒湿痹,历节痛,拘挛缓急,破积聚邪气,金疮,强筋骨,轻身健行。"

三者主治无区别,即止痛、兴阳、祛寒。

事实上,它是古代的百药之长,是毒药、麻醉剂、兴奋剂,常作箭毒。

乌头的叶子与块根作用相同,很像野芹菜,人误食则迅速中毒身亡。射罔杀禽兽也杀人。所以,新鲜的创口,不能用它外敷止痛。

若中毒,《日华子诸家本草》曰:"以甘草、蓝青、小豆叶、浮萍、冷水、荠苨,皆可御也。"即用寒凉药物,解其大热之毒,诸如黄连、黄芩、黄柏之类亦可。

乌头(*Aconitum carmichaelii* Debeaux)为毛茛科多年生草本。块根倒圆锥形,子根1个或数个附母根生。基生叶簇生,叶片圆形,掌状分裂,基生叶在开花时枯萎。茎中部叶有柄,五角形,基部浅心形三裂达或近基部,中央全裂片宽菱形,侧全裂片不等二深裂。顶生总状花序轴及花梗被反曲而紧贴的短柔毛;萼片蓝紫色,外面被短柔毛,上萼片高盔形,侧萼片2枚,下萼片2枚;花瓣无毛,瓣片长约1.1厘米,具唇和距;心皮3~5发育成聚合蓇葖果;种子三棱形,在二面密生横膜翅。9—10月开花。(图31-6、图31-7、图31-8)

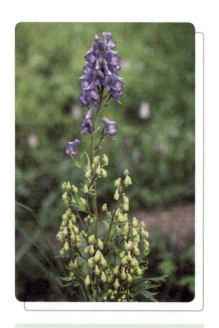

▶ 图 31-6　圆锥乌头花

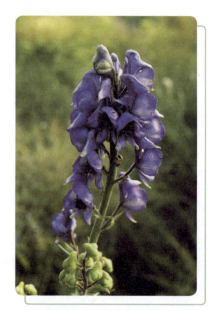

▶ 图 31-7　乌头花

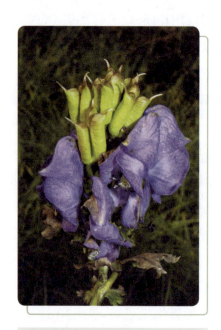

▶ 图 31-8　乌头果

乌头在我国主要分布于云南东部、四川、湖北等地,生于山地草坡、灌丛或林下。

乌头野生的植株有两个块根,经过栽植后块根数目增多,而有不同名称,如乌头、附子、天雄、鬲子、天锥、侧子、漏篮子。李时珍将乌头分为川乌、草乌两类:"乌头有两种,出彰明者即附子之母,今人谓之川乌头是也……其产江左、山南等处者,乃《本经》所列乌头,今人谓之草乌头者是也。"现附子、乌头的主产区仍是四川江油、平武一带。通常药用商品主要是栽培品,主根(母根)加工后成"川乌",侧根(子根)则称"附子"。

32

柴胡:仙草生瀛洲

　　七月流火,凉风初至。仙山探入海中最远处,七彩祥云当空变幻,有瀛洲之感。漫漫芒草如芦苇,其中隐藏着低矮的芫花、柘树,绿蓟花红,銮菜花白。

　　近海边,草如毡毯,姹紫嫣红(图32-1)。华东蓝刺头,蓝莹莹的花儿簇集在葶端,藤长苗,粉色的大喇叭花儿像缠枝牡丹。

　　"看那片黄色!"队长奔跑至跟前,看那绿草覆地,开满细碎的黄花。"是柴胡。"

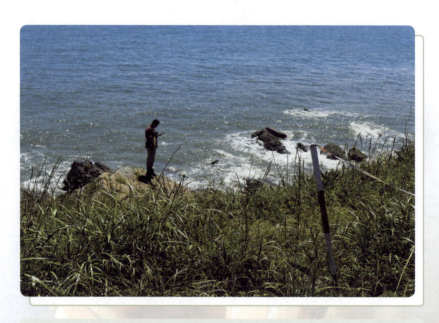

▶ 图 32-1　草如毡毯

它梗秆挺立,叶如小竹,头顶蓬乱。(图32-2)

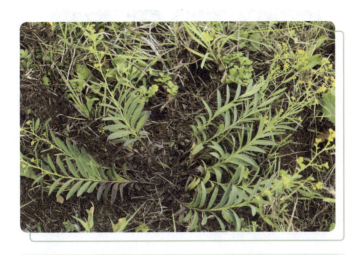

▶ 图 32-2　柴胡

瞪大眼睛,也分辨不出花蕊、花瓣,花儿小得像黄色的蜜点。(图32-3)
挖出柴胡根,气臊熏人。

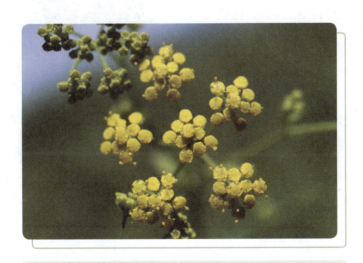

▶ 图 32-3　柴胡花,像一块块花粉

你看！在生长茂盛的花期,它的根上已经冒出了芽点。(图 32-4)

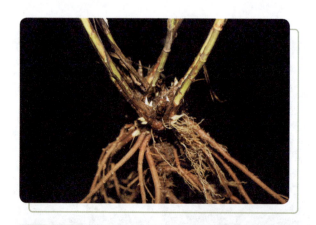

▶ 图 32-4　柴胡老根,生了新芽

尝尝,味苦,下咽后,有刺激咽喉的辛味。

《本草图经》:"二月生苗,甚香。茎青紫,叶似竹叶,稍紧,亦有似斜蒿,亦有似麦门冬而短者。七月开黄花……根赤色,似前胡而强[①],芦头有赤毛如鼠尾。"

《本草图经》描述的根赤色,芦头有赤毛如鼠尾,更像红柴胡。(图 32-5)

柴胡小的时候,芦部也有毛,长大后就没有了。(图 32-6)

药用柴胡根,其气臊熏人,又名地熏。

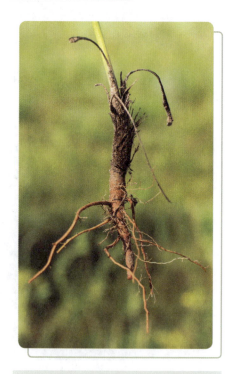

▶ 图 32-5　红柴胡,色红,芦部有赤毛

----

① 强:jiàng,坚韧。

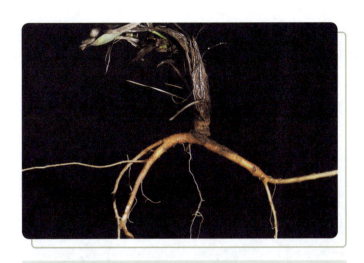

▶ 图 32-6　柴胡嫩根,芦部有毛

《神农本草经》:"味苦,平。主心腹,去肠胃中结气,饮食积聚,寒热邪气,推陈致新。久服轻身,明目益精。一名地熏。"

《名医别录》:"微寒,无毒。除伤寒心下烦热,诸痰热结实,胸中邪逆,五脏间游气,大肠停积水胀,及湿痹拘挛。亦可作浴汤。一名山菜,一名茹草,叶,一名芸蒿,辛香可食。"

《药性论》:"能治热劳,骨节烦疼,热气,肩背疼痛,宣畅血气,劳乏羸瘦,主下气消食。主时疾内外热不解,单煮服良。"

柴胡气膻而熏,辟邪气,治心腹猝然之疾,寒热邪气。因其熏散,去肠胃中结气,饮食积聚,推陈致新。

《名医别录》所言,为《神农本草经》主治的具体化,包括水热脏腑积滞,肢体湿气痹阻。味苦者,性寒凉。其性微寒,主热结。

至《药性论》,因其寒而宣散,宣畅血气,治热劳,时疾内外热不解。后世用其散热,疏解肝气郁结。

北柴胡(*Bupleurum chinense* DC.)为伞形科柴胡属多年生草本。根棕灰色,茎常丛生,基部极少有叶残存纤维,茎表面有细纵槽纹,上部多回分枝,微作"之"字形曲折。单叶互生,倒披针形或狭椭圆形;基部收缩成叶鞘抱茎,脉 7~9。复伞形花序很多,花序梗细;总苞片 2~3,或无,甚小,狭披针形;伞辐 3~8;小总苞片 5,披针形。小伞形花序中花 5~10;花瓣 5 枚,鲜黄色,上部向内折。果广椭圆形,棕色。花期 9 月,果期 10 月。(图 32-7、图 32-8)

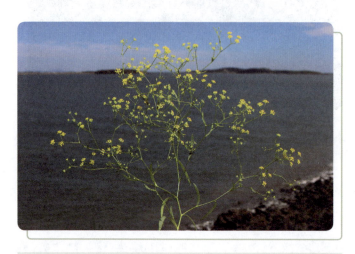

▶ 图 32-7 柴胡花序

北柴胡产于我国东北、华北、西北、华东和华中各地,生长于向阳山坡路边、岸旁或草丛中。

红柴胡(*Bupleurum scorzonerifolium* Willd.)亦为柴胡属植物,与北柴胡相比,其叶更狭长,根棕褐色,茎常单生,基部明显的叶残存纤维,茎上部分枝较多而纤细。

中药柴胡以北柴胡、红柴胡的根入药,前者习称"北柴胡",后者习称"南柴胡",春秋采挖。

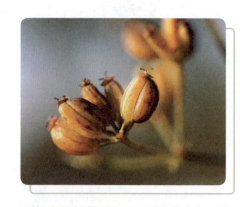

▶ 图 32-8 柴胡种子

33 茜草：东门之埠，茹藘在阪

茜，绛色。茜根是中国古代的红色染料。《诗经》："东门之埠，茹藘在阪。其室则迩，其人甚远。"东门外有平整的地面，茜草偏长在土坡上，那绯红若茜的笑脸，一日不见如隔三秋。（图33-1）

《诗经·出其东门》："出其闉阇^①，有女如荼。虽则如荼，匪我思且。缟衣茹藘，聊可与娱。"

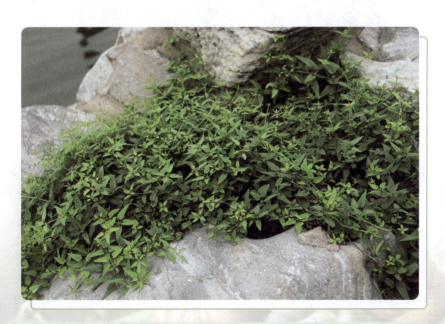

▶ 图33-1 茜草长在石头缝

---

① 闉阇：yīn dū，城外曲城的重门。

135

走出东城重门下,姑娘多如白茅花,虽然多如白茅花,都非我牵挂,白衣赤巾那一位,一同游乐恋着她。

李时珍:"蔓延数尺,方茎中空有筋,外有细刺,数寸一节,每节五叶,叶如乌药叶而糙涩,面青背绿。七八月开花,结实如小椒大,中有细子。"(图33-2、图33-3)

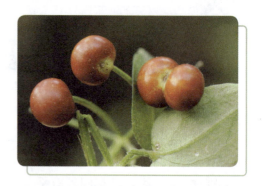

▶ 图33-2　光滑的茜草果实,有红色的,也有黑色的

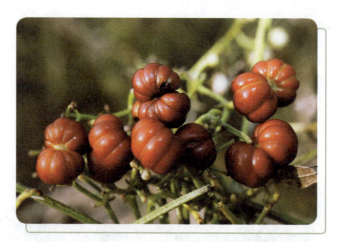

▶ 图33-3　茜草果实,也有长棱的,像小孩儿紧握的拳头

茜草又名茹藘、地血、茅蒐、染绯草。《说文解字》:"茅蒐,茹藘。人血所生,可以染绛,从艹从鬼。茜,茅蒐也,从草西声。"根表面红棕色,断面紫红色,可以染绛,名染绯草。

《史记·货殖列传》:"若千亩栀茜,千畦姜韭,此其人皆与千户侯等。"

汉代,茜草大量种植。茜草、栀子作为红黄染料,给生活渲染了明亮的色彩。

晋代谢道韫《休洗红》："休洗红，洗多红色淡。不惜故缝衣，记得初按茜。"

而清代纪晓岚则有《茜草》诗："照眼猩猩茜草红，无人染色付良工。"

如今，茜草不再入染，但仍蔓延在中国人的身体里，浸润着中国人的感受和体验。

《神农本草经》："茜根，味苦，寒。主寒湿风痹，黄疸，补中。"《名医别录》："止血，内崩下血，膀胱不足，踒跌，蛊毒。久服，益精气，轻身。可以染绛。一名地血，一名茹藘，一名茅搜，一名茜。"

茜根紫赤如血，可补益，行血脉。方茎中空，外有细刺，叶糙涩而不光滑，其象结涩，可以收敛。茜草既有中空之通象，又有碍手之涩象，根赤入血，故能收敛诸脱，治内崩下血，止血，止膀胱不足之小便多；又能活血，治痹症，轻身，治跌打损伤，黄疸，蛊毒。

茜草（*Rubia cordifolia* L.）为茜草科茜草属草质攀援藤本，根状茎和其节上的须根均红色（图33-4、图33-5）；茎数至多条，方柱形，有4棱，棱上倒生皮刺，中部以上多分枝。叶通常4片轮生，纸质，披针形或长圆状披针

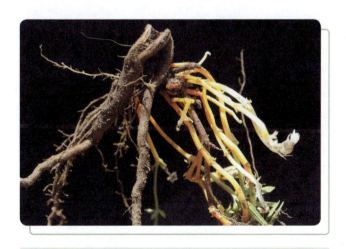

▶ 图33-4 茜草根

形,边缘有齿状皮刺,两面粗糙(图33-6)。聚伞花序腋生和顶生,有花10余朵,花冠淡黄色,花冠裂开近卵形。果球形,成熟时橘黄色。花期8—9月,果期10—11月。

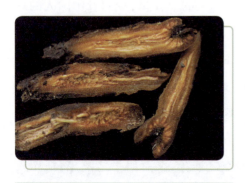 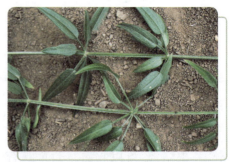

▶ 图 33-5 茜草根切片,内外皆红　　▶ 图 33-6 茜草茎叶,毛糙碍手

茜草产于我国东北、华北、西北及西南等地,生长于疏林、林缘、灌丛或草地上。

中药茜草以茜草的根及根茎入药,春秋采挖。

34

蛇床子：水边的辣蛇米

初次去野外，我们就选在校门外（山东中医药大学长清校区）的长清河。彼时河里冱凌消融，蒿子绿叶铺地。

队长挖出蒿子根，像冬天未死的小胡萝卜。嗅嗅气，味道更像胡萝卜。"嚼嚼根？""没吃过这辣味胡萝卜。"队长："是蛇床。"（图34-1）

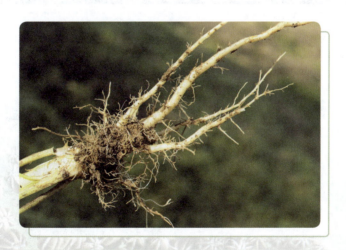

▶ 图34-1　夏日的蛇床根，粗壮分叉

原来蛇床根辣叶麻，一身是火，无怪凌冬青翠耐严寒。

春深水绿，校园的健康河边，柳荫笼罩，嫩绿的蛇床已拔节，孱弱的躯干映着水波，未开花时仍像野蒿般平常。

初夏的东海之滨，白浪淘沙，万物蕃秀。苗壮的蛇床，穗大如盘，尽情绽放，绿叶白花，抛银撒玉般布满海滩。（图34-2）

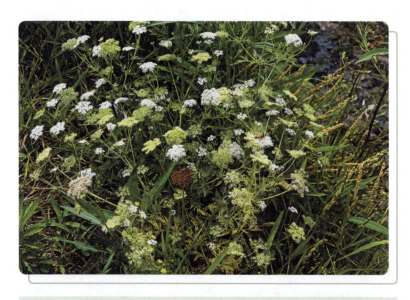

▶ 图 34-2　海滩上茂盛的蛇床

盛夏酷暑,青草离离,蛇床早早地结了子,先于河边的百草成熟。尝一尝,原来小小的种子也是麻辣劲爆。

韩宝昇言其"生下湿地"。(图34-3)《本草图经》:"三月生苗,高三二尺,叶青碎作丛似蒿枝,每枝上有花头百余,结同一窠,似马芹类。四五月开白花,又似伞状。子黄褐色如黍米,至轻虚。"(图34-4)

蛇床,一名蛇粟、蛇米、虺床。

李时珍:"蛇虺喜卧于下,食其子,故有蛇床、蛇粟诸名。"

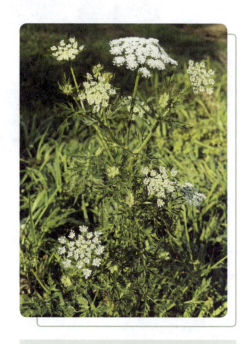

▶ 图 34-3　蛇床生河边

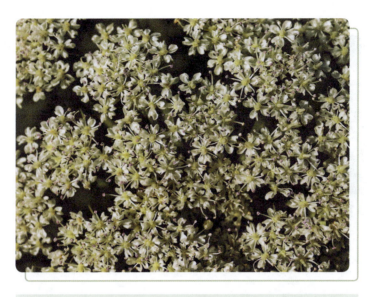

▶ 图 34-4　蛇床花

《神农本草经》："蛇床子,味苦,平。主妇人阴中肿痛,男子阴痿,湿痒,除痹气,利关节,癫痫,恶疮。久服轻身。一名蛇米。"

其苗凌冬青翠,性热耐寒。整株辛香麻辣,为辛热之药。西汉马王堆《五十二病方》以其疗疾。

蛇床味辛性热,生于水边湿地,故能祛湿,治妇人阴肿痛,男子阴痿湿痒,下体湿毒之病。蛇床温通,除湿在筋骨,故治痹气、利关节。湿去则身轻,其兴阳除痹,可使人轻劲有力。湿痰在心则蒙蔽心窍而生癫痫,恶疮亦为湿毒所生。

蛇床[Cnidium monnieri (L.) Spreng.]为伞形科蛇床属一年生或二年生草本,根圆锥状。茎直立或斜上,中空,表面具深条棱,叶片轮廓卵形至三角状卵形,2~3 回三出式羽状全裂,复伞形花序;总苞片 6~10,伞辐 8~20;花瓣白色。分生果长圆状,主棱 5,均扩大成翅;花期 4—7 月,果期 6—10 月。(图 34-5、图 34-6)

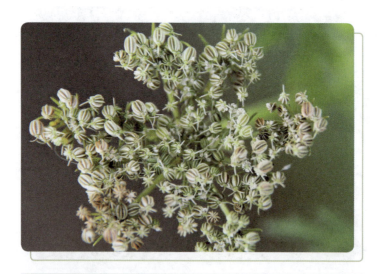

▶ 图 34-5　未成熟的蛇床子

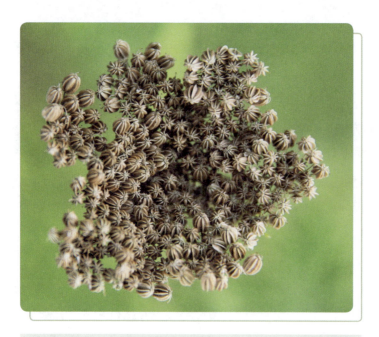

▶ 图 34-6　蛇床子成熟

蛇床主产于华东、中南、东北等地,生于田边、路旁、草地及河边湿地。

中药蛇床子以蛇床的成熟果实入药(图34-7)。夏秋二季果实成熟时采收。

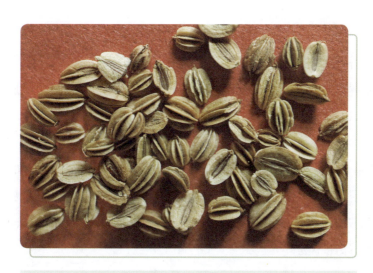

▶ 图 34-7　蛇床子药材

35

薏苡仁：水边矮竹缀珍珠

阴雨绵绵的日子，一行人来到南方。

水乡泽国里，朝云暧逮（ài dài），暮雨霏微，竹梢树杪，都湿湿的。辟为田地的山坡，也是泉水流溢、泛光如镜。

江汀多芳草，菰成丛，蓼花红。最爱江边一枝矮竹，缀满紫色珍珠。

"是草珠珠吧？"儿时曾用它串珠帘，串手串，其叮铃之声，如同珍珠。队长："是薏米。这便是中药薏苡仁的原植物，珐琅质总苞较薄，易碎。"（图35-1）"那串帘子的草珠珠呢？"队长："与薏米极相似，但其珐琅质总苞厚且坚硬，碾压不易碎。"

此物最可爱，今日多采撷。种在百草园，赏心且悦目。

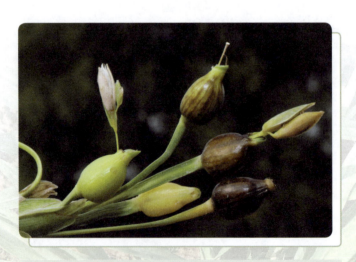

▶ 图 35-1　薏苡果子，多彩的珠子

《本草图经》："春生苗，茎高三四尺。叶如黍，开红白花作穗子。五月六月结实，青白色，形如珠子而稍长，故呼薏珠子。小儿多以线穿如贯珠为戏。八月采实，采根无时。"（图35-2）

其实去壳为薏米，可炊为美馔。陆游《薏苡》："初游唐安饭薏米，炊成不减雕胡（菰米）美。"

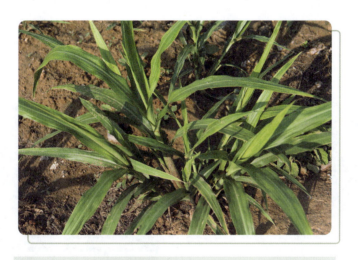

▶ 图35-2　薏苡苗，像玉米苗

《神农本草经》："薏苡仁，味甘，微寒。主筋急拘挛，不可屈伸，风湿痹，下气。久服，轻身益气。其根，下三虫，一名解蠡。"

《名医别录》："除筋骨邪气不仁，利肠胃，消水肿，令人能食。"

薏苡喜生水泽湿处，故可去湿利水，消水肿，治筋急拘挛，不可屈伸，风湿痹，除筋骨邪气不仁。因其消利下行，故曰下气，利肠胃，令人能食。湿气重着，湿去则身轻。其根处下湿，更能除湿，而虫由湿生，故根治诸虫。蠡，虫蛀木头之义，其根杀虫，故名解蠡。

正如《神农本草经百种录》所言："味甘，微寒。主筋急拘挛，不可屈伸，风湿痹，专除阳明之湿热。下气，直达下焦。久服，轻身益气，阳明气利则体强而气充也。其根下三虫,除阳明湿热所生之虫。"

薏米［*Coix lacryma-jobi* L. var. *ma-yuen* (Rom. Caill.) Stapf］为禾本科薏苡属一年生草本。秆高 1~1.5 米。总状花序腋生,雄花序位于雌花序上部,雌小穗位于花序下部,为珐琅质的总苞所包;总苞椭圆形,先端成颈状之喙,并具一斜口,基部短收缩,有纵长直条纹,质地较薄,揉搓和手指按压可破,颖果大,腹面具宽沟。花果期 7—12 月。(图 35-3、图 35-4、图 35-5)

薏米在我国东南部常见栽培或逸生,主产于辽宁、河北、河南等地,生于温暖潮湿的十边地和山谷溪沟。

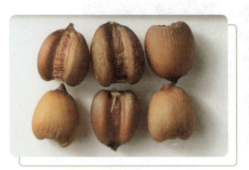

▶ 图 35-3　薏苡带着内稃的颖果

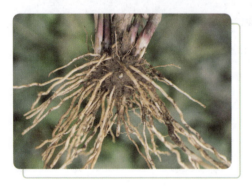

▶ 图 35-4　薏苡根

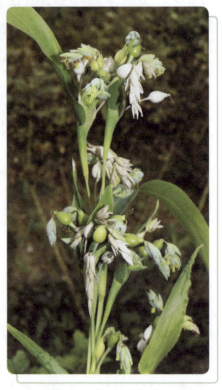

▶ 图 35-5　薏苡开花结果

中药薏苡仁为薏米的干燥成熟种仁(图35-6)。秋季果实成熟时采割植株,晒干,打下果实,再晒干,除去外壳、黄褐色种皮和杂质,收集种仁。

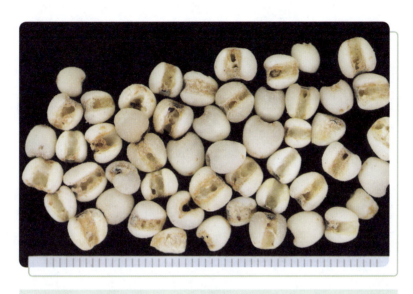

▶ 图35-6　薏苡仁

36

泽兰：泽兰生水边,因何上高山

春山茂,春日明,山桃开花时节,一行四人来到济南的佛慧山。

暖暖春风过,萋萋春草繁。山的阳面新辟了宽宽的路,小草刚刚冒芽。(图36-1)"刚长出的小蓟有些异样?"

队长:"是泽兰。"果然不远处有片干枯的泽兰老茎,再看看根便知真假。

真的! 其根白细长,如白茅根,先端肥大白胖,有横纹如蚕,又节节如笋,故有地笋、地参之名;或白胖而短,形如地瓜,又有地瓜苗之称。(图36-2)

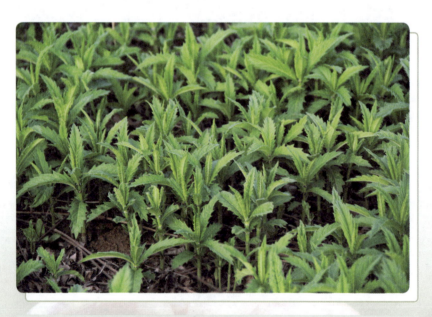

▶ 图36-1 泽兰苗

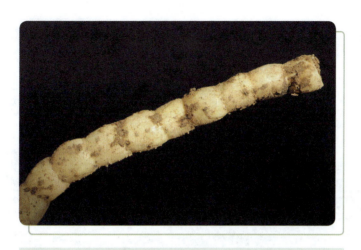

▶ 图 36-2　泽兰根,节节如笋

闻泽兰之名,即知它生于水泽,有兰草之芬芳。

万物各有生境,泽兰水生,为何却长在高山之阳? 前行不远就发现了答案,原来此处有水,名"扒拉泉"。此时枯水,由泉名可推测,即便雨季,此泉大概也非汩汩而出,需要扒拉扒拉才见清流吧。

宽阔清澈的河流边,泽兰一大片一大片的,已经蹿得很高。(图 36-3)

《本草图经》:"二月生苗,高二三尺,茎秆青紫色,作四棱,叶生相对,如薄荷,微香。七月开花,带紫白色,萼通紫色,亦似薄荷花。"

泽兰不仅形如薄荷,茎叶还有香气,尝尝有辛味。

就这几块地笋,种到百草园,也在高处,未到雨季,本该在水里的地下枝,已匍匐而生,迅速繁衍。(图 36-4)

泽兰可入药,其根茎可做菜蔬,生熟均可,白脆香美。挖掘后落在地里的根茎,经过日晒,变成紫赤色。原来它红色内蕴啊。(图 36-5)

队长:"还有一种泽兰,色暗有毛,名毛泽兰、毛地笋。野生于沼泽地、水边潮湿之处。"

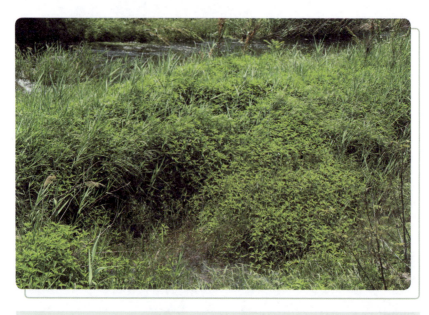

▶ 图 36-3 大河边的泽兰丛

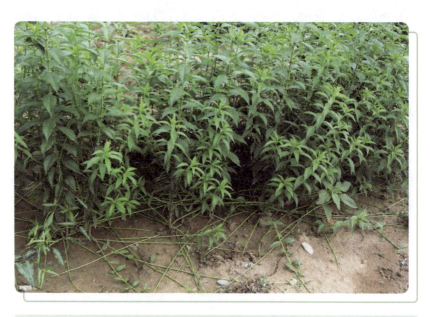

▶ 图 36-4 地下趴着的是泽兰的匍匐茎

《神农本草经》："泽兰,味苦,微温。主乳妇内衄,中风余疾,大腹水肿,身面四肢浮肿,骨节中水,金疮,痈肿疮脓。"

泽兰生水泽,故能去水,治大腹水肿,身面四肢浮肿,骨节中水。泽兰茎节色紫、根茎色紫红如瘀血,入血分。叶边生芒,硬而棘手,且其味辛气香,故能通利,治产妇瘀血,中风后脉络不通,透痈肿疮脓。

地笋(*Lycopus lucidus* Turcz. ex Benth.)为唇形科地笋属多年生草本;根茎横走,具节,节上密生须根,先端肥大呈圆柱形,于节上具少数须根,或侧生有肥大的地下枝。茎直立,四棱形,绿色,常于节上带紫红色。叶长圆状披针形,边缘具锐尖粗牙齿状锯齿,亮绿色,无毛。轮伞花序,花冠白色,二唇形。小坚果褐色。花期6—9月,果期8—11月。(图36-6、图36-7)

地笋分布于黑龙江、吉林、辽宁等地,生于沼泽地、水边、沟边等潮湿处。

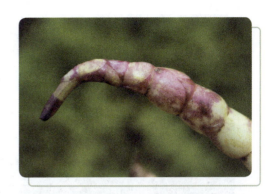

▶ 图36-5 地笋晒后变红

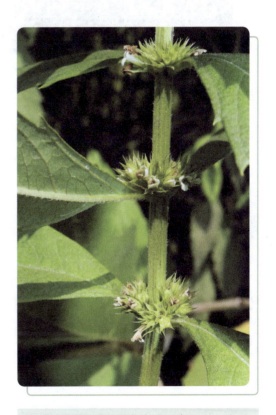

▶ 图36-6 唇形科特点,茎四棱,叶对生,花唇形

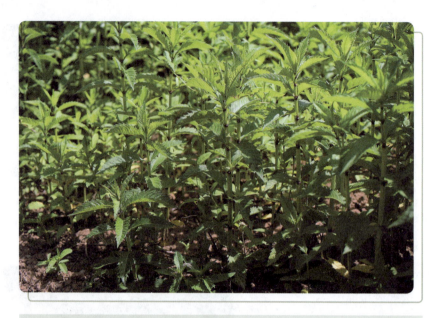

▶ 图 36-7　虽不在水中，仍生机勃勃

硬毛地笋（*Lycopus lucidus* var. *hirtus* Regel）这一变种与原变种的不同在于茎棱上被向上小硬毛，节上密集硬毛；叶披针形，暗绿色，上面密被细刚毛状硬毛，叶缘具缘毛，下面主要在肋及脉上被刚毛状硬毛，两端渐狭，边缘具锐齿。

中药泽兰为地笋和硬毛地笋的地上部分。夏、秋二季茎叶茂盛时采收。

37

虎杖:绿竿红斑似潇湘

秀水河从南山的高岗奔涌而下,因为一道道河梁,成为宽阔平缓的水面。河边数不清的隰生花草,名"蓼"者独多。水中有辣蓼,岸边有红蓼、戟叶蓼、箭叶蓼、尼泊尔蓼、酸模叶蓼等。

春日水少,我们可去源头一探。龙头沟的激流,此时已经潜伏,沟中一道道的拦洪坝下还有不少积水。芦苇丛已经冒出嫩芽,湿地上长出一片小树。(图37-1)

"大概是看花了眼,怎么这树苗看上去也像'蓼'呢?"队长:"是虎杖。"

细细的茎,如何负此重实坚硬之名?快看看根,坚硬而色红,味酸而苦。(图37-2)

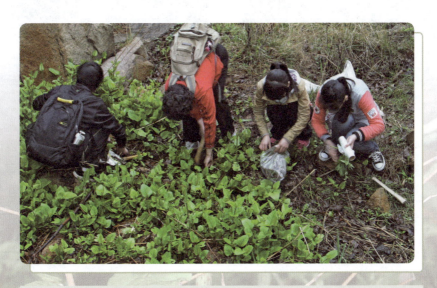

▶ 图37-1 山溪中发现虎杖苗

看这弱苗细根的,赶紧跟着我们去百草园吧,让我看着你如何成杖。

翌年三月,"大笋"悄然破土,拔节有声,几日已成竹竿,竿皮上猩红点点,斑斓醒目,胜过斑竹。(图37-3)

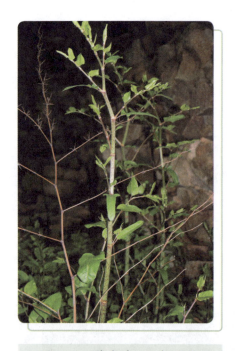

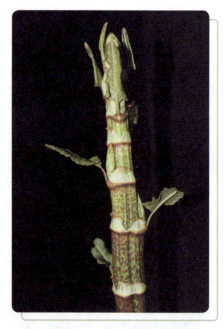

▶ 图37-2　暮色中,旧年干枯的虎杖,像竹竿

▶ 图37-3　虎杖芽,破土如笋

原来真的是"杖言其茎,虎言其斑"呀! 虎杖,又名酸杖、斑杖,尝尝这嫩嫩的"新笋",酸酸的汁液,真是爽口。(图37-4)

《本草图经》:"三月生苗,茎如竹笋状,上有赤斑点,初生便分枝丫。叶似小杏叶,七月开花,九月结实……根皮黑色,破开即黄,似柳根。"

虎杖似荭草而粗大,有细刺,可染赤及染米作糜糕。

将虎杖根切片,刚放入水中,赤黄色便浸淫出来。慢慢加热,颜色越来越红。(图37-5)

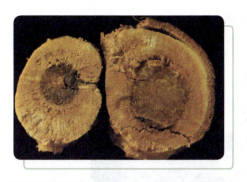

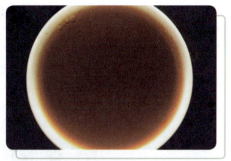

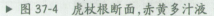

▶ 图37-4 虎杖根断面,赤黄多汁液   ▶ 图37-5 虎杖煮水,夏日名饮

虎杖貌似坚实,宋人本草书把它归于木类,与合欢树、盐肤木比肩。可它虽血气外露,其实空虚脆弱,不堪一击,是一棵大草啊。

虎杖初生,像竹笋一样破土而起,有穿透之象。其茎丛生,直立中空,有通透之性。空能去实,色赤入血。

《日华子诸家本草》载虎杖根:"治产后恶血不下,心腹胀满,排脓,主疮疖痈毒,妇人血晕,扑损瘀血,破风毒结气。"

虎杖生于水湿之地,禀寒凉之性。

《药性论》:"一名大虫杖也。味甘平,无毒。主治大热烦躁,止渴利小便,压一切热毒。暑月和甘草煎,色如琥珀可爱,堪看,尝之甘美。瓶置井中,令冷彻如冰,白瓷器及银器中盛,似茶啜之。时人呼为冷饮子,又且尊于茗。"

虎杖(*Reynoutria japonica* Houtt.)为蓼科虎杖属多年生草本。根状茎粗壮,横走。茎直立,高1~2米,粗壮,空心,散生红色或紫红斑点。叶宽卵形或卵状椭圆形,近革质。花单性,雌雄异株,花序圆锥状;花被5深裂,淡绿色。瘦果卵形,长4~5毫米,黑褐色。花期8—9月,果期9—10月。(图37-6、图37-7)

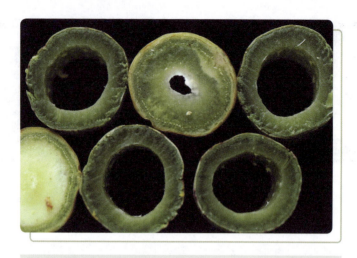

▶ 图 37-6 虎杖横断,如翠玉环

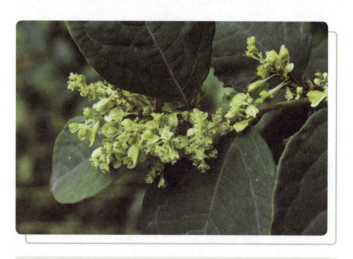

▶ 图 37-7 虎杖果实

  虎杖分布于华北、东北、华南、西南等地,生于山坡灌丛、山谷、路旁、田边湿地。

  虎杖的干燥根茎和根作中药虎杖入药。

38

菖蒲：彼泽之陂，有蒲与苇

五月伊始，因"艾"来到灵岩。

远望杨柳拂岸的大沙河，长蛇逶迤，蒹葭采采。一行人兴冲冲，欢声喧语，未至绿汀，已惊起觅食的白鹭。

松软沙洲边，蛇床成片白花簇集，车前零散褐穗孑然。清浅水流里，豆瓣菜拥作一团，白色十字花，青青瘦荚果，不由想起它的族亲，萝卜白菜之类；秀色可餐的水芹，恣意向上伸展茎叶，水底也有长茎行鞭。

小满节后，毒虫皆出。五月为毒月，五日为毒日，故需杀毒辟邪，以禳不祥。民间端午节，常用菖蒲和艾草扎束，挂在门前，称艾虎蒲剑。

我们已在灵岩山上割艾草，此来河边采那菖蒲剑。（图38-1）

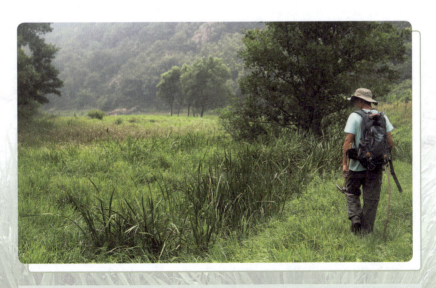

▶ 图 38-1 菖蒲生境，在山水间

它一丛一片地,生于河之涘,立于水中央。菖蒲叶细长如剑,谓其叶为蒲剑。金代赵秉文:"霜凋蒲剑三棱折,雨裂荷衣十字开。"亦指以蒲为剑,端午节挂在门边辟邪。(图38-2)

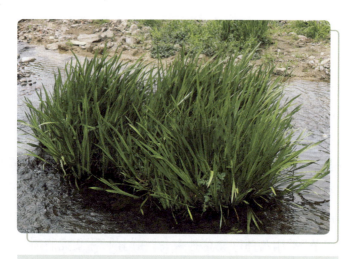

▶ 图38-2　菖蒲如绿剑,树立河中

清代富察敦崇《燕京岁时记》:"端午日,用菖蒲艾子插于门旁,以禳不祥,亦古者艾虎蒲剑之遗意。"

或制作成蒲龙艾虎:扎蒲草为龙形,扎艾草为虎形,端午节挂门上。清代潘荣陛《帝京岁时纪胜·端阳》:"五月朔,家家悬硃符,插蒲龙艾虎,窗牖贴红纸吉祥葫芦。"

或"端午的早晨忙于制造蒲剑:向野塘采许多蒲叶来,选取最像宝剑的叶,加以剑柄,预备正午时和桃叶一并挂在每个人的床上"。(丰子恺《端阳忆旧》)

其叶形如剑,而气芬芳雄烈,可以辟秽,浸酒名菖蒲酒。用菖蒲叶浸制的药酒,端午节饮之。苏轼:"万寿菖蒲酒,千金琥珀杯。"

端午节又名菖蒲节。宋代周密《齐东野语》:"庚申岁,客辇下,会菖蒲节。"宋代杨万里:"藏却柿红缨扫子,菖蒲节里放风光。"

《本草图经》:"春生青叶,长一二尺许,其叶中心有脊,状如剑,无花实。五月、十二月采根阴干。今以五月五日收之。"

其根肥白,折之中心微赤,嚼之辛烈郁香。

《神农本草经》:"菖蒲,味辛,温。主风寒湿痹,咳逆上气,开心孔,补五脏,通九窍,明耳目,出音声。久服,轻身,不忘,不迷惑,延年。一名昌阳。"

菖蒲之功,取其形、其气。其形锐利如剑,其气辛香雄烈,能开心窍,故使人不忘、不迷惑;能利肺气,故治咳逆上气。

辛香锐利之气,可开气闭,通九窍,治声音不清,耳窍不利,秋水不明。以其水生,可以去湿行水,又能通透经络,故治风寒湿痹。

冬至后五旬七日,菖始生,于是始耕。菖蒲先百草而生,早禀天之阳气,得名昌阳。

菖蒲(*Acorus calamus* L.)为菖蒲科菖蒲属多年生草本。根茎横走,稍扁,分枝,外皮黄褐色,芳香,肉质根多数。叶基生,叶片剑状线形,长 90~100(~150)厘米,草质,中肋在两面均明显隆起。花序柄三棱形,叶状佛焰苞剑状线形;肉穗花序狭锥状圆形。花黄绿色,浆果长圆形,红色。花期(2—)6—9 月。(图 38-3、图 38-4、图 38-5、图 38-6)

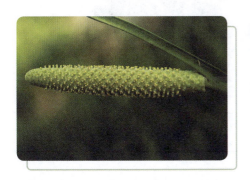

▶ 图 38-3　菖蒲开花,吐出点点黄蕊

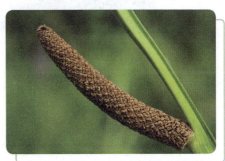

▶ 图 38-4　菖蒲的果实老了

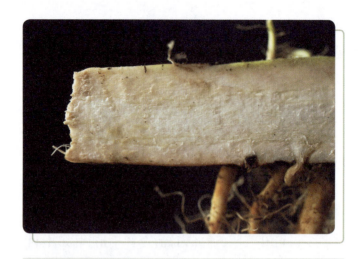

▶ 图 38-5　菖蒲根茎纵剖面

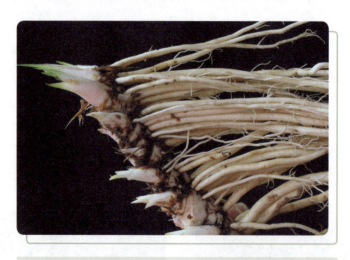

▶ 图 38-6　菖蒲发芽, 根如白发

　　菖蒲在全国各地均产, 生于水边、沼泽湿地或湖泊浮岛上。

　　中药藏菖蒲以菖蒲的根茎入药。秋、冬二季采挖, 除去须根和泥沙, 晒干。

　　同属植物石菖蒲(*Acorus gramineus* Soland.)的根茎作中药石菖蒲入药。

39

鱼腥草：腥臭之草，下处阴湿

去年深秋，百草园的低洼处埋了蕺菜的根，现今大地回暖，期待它冒出新绿。

一日看三回，它终于钻出红芽，展开新叶。绿叶红脉，但硬韧挺立，样子真像竖起的狗耳朵。无怪它又名侧耳根、狗贴耳。(图 39-1)

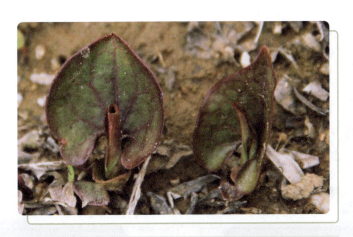

▶ 图 39-1　刚出土的鱼腥草叶子，像竖起的狗耳朵

这叶子质脆易折断，搓破，有鱼腥臭气，味稍涩，因其鱼腥气而得名鱼腥草。(图 39-2)

其幼嫩鲜品亦作蔬菜，春芽初发，正可食用。日久没吃上鱼，佐料用之，回味一下臭鱼烂虾的味道。因作菜食用，故名菹菜、蕺菜、蕺草。菹、蕺音近。

时日稍长，叶繁生蔓，但这蔓子也是坚挺的。入夏时节，叶腋生出绿色的小苞，像未绽放的葱苞、韭苞。

小小的花苞，藏着硕大的白色花瓣和高耸的金色花蕊。(图 39-3、图 39-4)

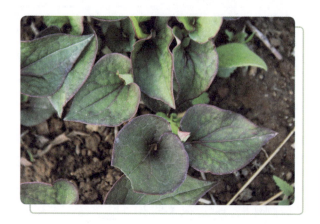

▶ 图 39-2　揪破叶子,鱼腥气窜出来

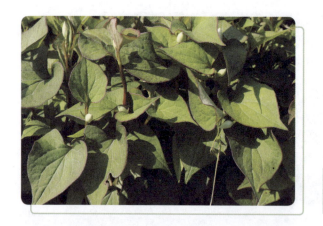

▶ 图 39-3　鱼腥草窜出花苞

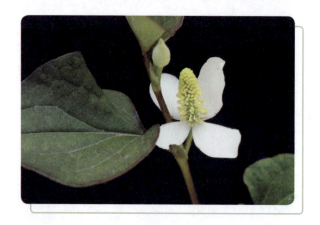

▶ 图 39-4　鱼腥草开花

《本草图经》："山谷阴处湿地有之。作蔓生,茎紫赤色。叶如荞麦而肥。山南、江左人好生食之。"

收获的侧耳根,白根紫叶,更像春天培育的地瓜苗子。其根穿行地下,又白又长,像白茅根。

《名医别录》："主蠼螋尿疮。"

蠼螋多生活在树皮缝隙、枯朽腐木中或落叶堆下,喜潮湿阴暗。腹部的腺褶能分泌特殊的臭气。它是一种长在湿处的臭虫子,俗名夹板子。

《备急千金要方》："凡蠼螋虫尿人影,著处便令人病疮。其状身中忽有处瘆痛如芒刺,亦如刺虫所螫后,起细痦癗,作聚如茱萸子状也,四边赤,中央有白脓如黍粟,亦令人皮肉急,举身恶寒壮热,剧者连起竟腰胁胸也。"

古人认为,人感应蠼螋之臭气而生疮,其状红肿,中心生脓。李时珍："散热毒痈肿,疮痔脱肛,断痁疾,解硇毒。"

此草腥秽之气,与痔疮、疮疡脓液之腥臭相感应,同气相求得其效用,故消痈排脓;禀水湿清凉之性,清热解毒。

鱼腥草生于湿地,可利水去湿。湿则生虫,去湿即可杀虫。

《本经逢原》："近世仅以煎汤熏涤痔疮,及敷恶疮白秃,又治咽喉乳蛾,捣取自然汁灌吐顽痰殊效……合上诸治,总不出辟诸虫毒、疮毒。即治痔疮,亦是湿气生虫之患,专取秽恶之气,以治秽恶之疾,同气相感之力也。"

今人称鱼腥草有利尿通淋之功,即因其生于水湿之地,故去湿利水,利尿通淋。

蕺菜(*Houttuynia cordata* Thunb.)为三白草科蕺菜属多年生腥臭草本。茎下部伏地,节上轮生小根,上部直立。叶薄纸质,有腺点,背面尤甚,顶端短渐尖,基部心形,背面常呈紫红色;穗状花序;总苞片花瓣状白色;蒴果长2~3毫米,顶端有宿存的花柱。花期4—7月。(图39-5、图39-6)

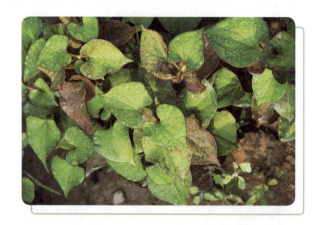

▶ 图 39-5　秋露中,鱼腥草变红

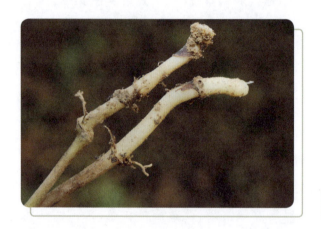

▶ 图 39-6　鱼腥草根

　　蕺菜主产于长江以南各省,生于沟边、溪边或林下湿地。

　　中药鱼腥草以蕺菜的全草入药。鲜品全年均可采割,随采随用;干品夏季茎叶茂盛花穗多时采割,除去杂质,晒干。

40

水萍:泛梗青青漂水面

　　暮春时节,杨柳飘絮,健康河上如蒙白雪。不几日,白雪消融,康桥下河水渐渐泛绿,成为半河碧水。(图40-1)

　　野鸭早就飞来,此刻正在水上嬉戏滑翔,激起波浪,泛成涟漪。原来河水清澈,只是覆着绿苔。就近看时,绿色团团点点,是萍浮水面啊。(图40-2)

　　捞起萍草,细看它面绿背绿,须根细白如银丝。队长:"是浮萍,又名青萍。"萍虽细小,微风生于萍。

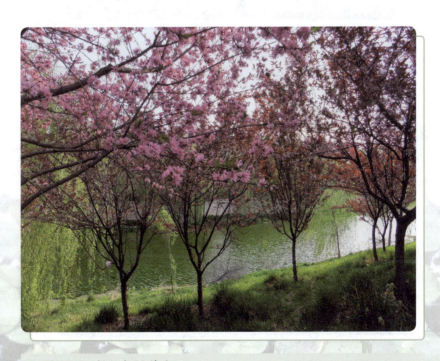

▶ 图40-1　桃红柳绿萍生

《本草纲目》："天生灵草无根干，不在山间不在岸。始因飞絮逐东风，泛梗青青漂水面。"（图40-3）

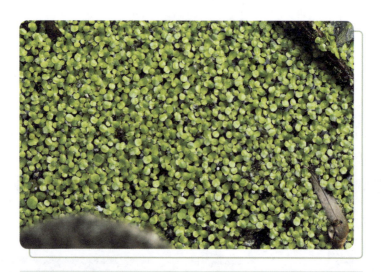

▶ 图 40-2　青萍

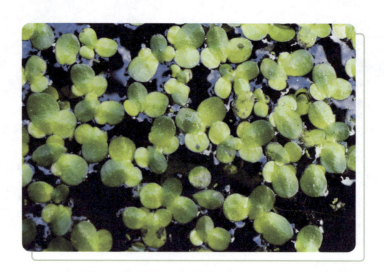

▶ 图 40-3　青萍逐水

浮萍飘于水上,生长迅速,河面很快就被浮萍盖住了,故俗语萍"夜生九子"。

园之隅,有湖,唯冬日因冰色稍白,其余三季总盖着厚厚的绿毡。本以为此湖为浮萍蔽盖,应是死水臭水,鱼虾全无。

可凝眸谛视时,有小鱼唼萍,清水显露。

风吹碧池,疏淡了萍草,见其树根于水,细如银须。面翠底紫,白丝飘荡,宛若翩跹舞者,好个清丽模样。

"哎,这浮萍面青背紫?"队长:"这是紫萍。"(图40-4、图40-5)

水杨青青枝柔韧,牵曳翠湖采萍人。

《神农本草经》:"水萍,味辛,寒。主暴热身痒,下水气,胜酒,长须发,止消渴。久服轻身。一名水花。"

萍生水中得水之气,能除暴热,解酒之热毒。萍浮于水表,其性轻浮,故主体表皮肤之疾。风起萍荡,萍气轻浮如风,萍治风痒。萍生水中,能去水气。毛发附于体表,萍叶浮于水面,而须根发达成缕如毛发,故能长须发。消渴引饮,得萍水气之助以解。萍浮于水上,体轻气浮,故久服轻身。

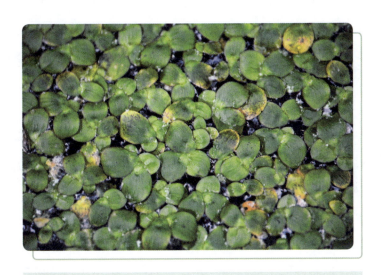

▶ 图40-4 紫萍

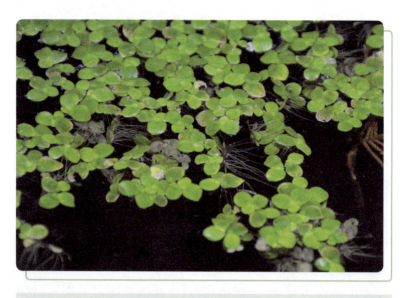

▶ 图 40-5 紫萍

李时珍："一种背面皆绿者;一种面青背紫赤若血者,谓之紫萍,入药为良。"张山雷："面色绿而背色红紫,则又不仅专入气分,而亦必兼清血热。"

紫萍[*Spirodela polyrrhiza* (L.) Schleid.]为天南星科紫萍属漂浮草本植物,叶状体扁平,阔倒卵形,面绿色,背面紫色,背面中央生 5~11 条根,白绿色,根冠尖;根基附近的一侧囊内形成圆形新芽,萌发后,幼小叶状体渐从囊内浮出,由一细弱的柄与母体相连。(图 40-6)

浮萍(*Lemna minor* L.)又名青萍,为天南星科浮萍属漂浮草本植物。叶状体对称,表面绿色,背面浅黄色或绿白色或为紫色,近背面垂生丝状根 1 条。(图 40-7)

紫萍产于南北各地,生于水田、水圹、湖湾、水沟,常与浮萍形成漂浮水面的漂浮植物群落。

中药浮萍以紫萍的全株入药。6—9 月采收。天南星科植物浮萍在一些地区也作中药浮萍入药。

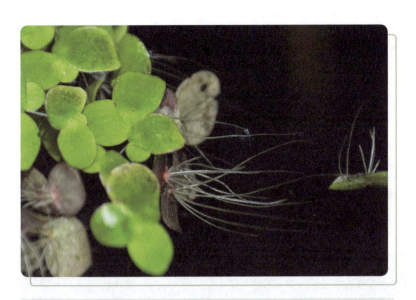

▶ 图40-6 紫萍面青背紫,须根白色

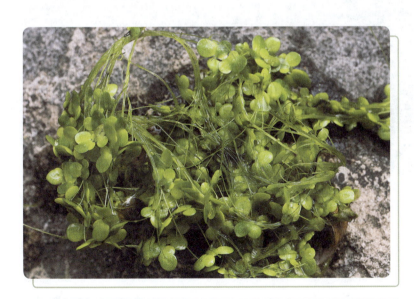

▶ 图40-7 青萍面背皆青,长根绿色

41

蘋：于以采蘋，南涧之滨

日暮长河微风起，芳草岸，雨如丝。

十里香渚，青蒿含苞，酸模结子，芦苇招摇，香蒲挺立，蒳菜黄花熠熠。

碧水藏青翠，水鸟偎藻荇，映兰汀，和雨浴浮萍。(图 41-1)

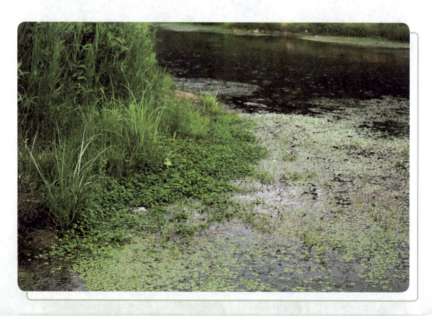

▶ 图 41-1　蘋生水中或岸边

浮萍怎么这么大啊！不仅浮水里，还爬上岸边呢？（图 41-2）队长："这是大萍。古名蘋。"

《诗经·采蘋》："于以采蘋，南涧之滨。于以采藻，于彼行潦。"

什么地方采蘋草，就在南山涧水边。什么地方采水藻，就在那片浅流间。可食，亦用于祭祀。

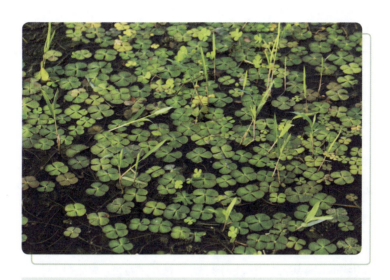

▶ 图 41-2　水面漂浮四叶草

蘋上了岸，就是铺在地上的四叶草。

李时珍："其草四叶相合，中折十字，故俗呼为四叶菜、田字草、破铜钱，皆象形也。"

一把拽起，原来蘋长成了长藤，藤上结了豆子？队长："蘋是蕨类植物，长藤上的豆子，是孢子果。"（图 41-3）

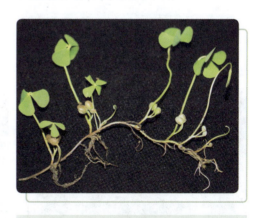

▶ 图 41-3　茎上的小豆子，是蘋的孢子果

李时珍："叶浮水面，根连水底。其茎细于莼、荇。其叶大如指顶，面青背紫，有细纹，颇似马蹄决明之叶，四叶合成，中折十字。夏秋开小白花，故称白蘋。其叶攒簇如萍，故《尔雅》谓'大者为蘋'也。"

万物所生，各有境界。蘋生水中，得其药性。

《本草纲目》载蘋:"甘,寒,滑,无毒。治暴热,下水气,利小便。"

陈藏器:"曝干,与栝楼等份,以人乳为丸,主消渴。捣,绞取汁饮,主蛇咬毒入腹。亦可敷热疮。"

蘋生水中,禀寒凉之气,故清热;因其水生,而下水气;滑则通利,而利小便。

蘋性寒滑,外涂热疮,内治蛇毒。丸服治热病消渴。

蘋(*Marsilea quadrifolia* L.)为蘋科蘋属多年生草本。植株高 5~20 厘米。根状茎细长横走,茎节远离,向上发出一至数枚叶子。叶柄长 5~20 厘米;叶片由 4 片倒三角形的小叶组成,幼时被毛,草质。孢子果双生或单生于短柄上,而柄着生于叶柄基部,长椭圆形,幼时被毛,褐色,木质,坚硬。每个孢子果内含多数孢子囊,大小孢子囊同生于孢子囊托上,一个大孢子囊内只有一个大孢子,而小孢子囊内有多数小孢子。(图 41-4、图 41-5)

蘋分布于甘肃、河北、黑龙江等地,生于水田或沟塘中。

中药蘋为蘋的全草,春、夏、秋三季茎叶繁茂时采收,鲜用或晒干。

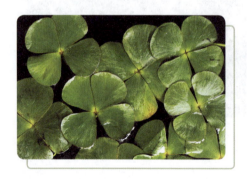

▶ 图 41-4　蘋聚

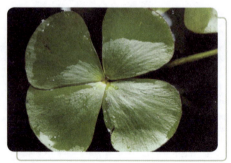

▶ 图 41-5　蘋生四叶

42

凫葵：参差荇菜，左右流之

十里绿蒲长堤，河中水草萋萋。菱中漂浮一堆草，拨开见到几枚蛋。

蒲丛中，假稻里，"咯咯"声叫，小野鸭已经孵出，凫行金色莲花上。（图 42-1）

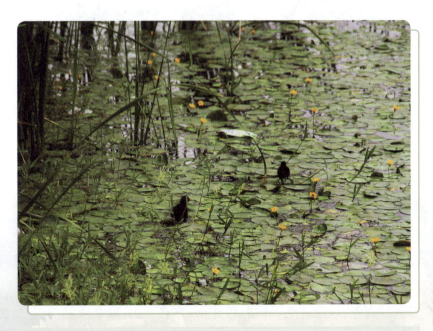

▶ 图 42-1　小野鸭行走在荇菜上

队长："是凫葵，荇菜。"

《诗经·关雎》："关关雎鸠，在河之洲；窈窕淑女，君子好逑。参差荇菜，左右流之；窈窕淑女，寤寐求之。"

凫葵,又名水葵、水镜草、金莲子、靥子菜、接余。李时珍:"或云凫(野鸭)喜食之,故称凫葵,亦通。其性滑如葵,其叶颇似杏,故曰葵曰荇。《诗经》作荇,俗呼荇丝菜。池人谓之荇公须,淮人谓之靥子菜,江东谓之金莲子。"

《本草图经》:"凫葵,即荇菜也……叶似莼,茎涩,根甚长,花黄色,水中极繁盛。"(图42-2)

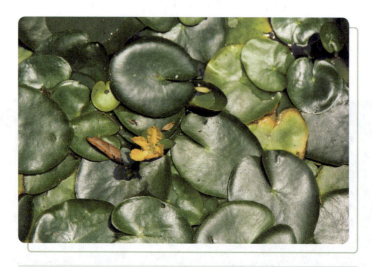

▶ 图42-2　荇菜叶,圆而肥厚,似莼菜

葵,是古人对滑类草木的称呼。荇菜性滑,类似滑溜溜的水中莼菜,故有凫葵、水葵之称。

陆机:"白茎,叶紫赤色,正圆,径寸余,浮在水上,根在水底,大如钗股,上青下白,煮其白茎,以苦酒浸脆美,可以按酒。"

荇菜甘滑,性冷,可以解酒之热毒,为下酒美馔。

《新修本草》:"凫葵,味甘,冷,无毒。主消渴,去热淋,利小便。生水中,即荇菜也。一名接余。"

因其甘冷,可清热解消渴。因其冷滑,可通利养窍,生水中而却水,故利小便,去热淋。除内服外,捣敷亦可清热解毒,用于诸肿毒痈疽、火丹游肿、毒蛇螫伤。

荇菜[*Nymphoides peltata* (S. G. Gmelin) Kuntze]为龙胆科多年生水生草本。茎圆柱形,多分枝,节下生根。叶片漂浮,近革质,圆形或卵圆形,直径1.5~8 厘米,基部心形,全缘。花簇生节上;花萼分裂近基部,裂片椭圆形或椭圆状披针形,全缘;花冠金黄色,喉部具 5 束长柔毛。蒴果扁,椭圆形,成熟时不开裂;种子褐色,椭圆形,边缘密生睫毛。花果期 4—10 月。(图 42-3、图 42-4)

荇菜产于我国绝大多数省区,生于池塘或不甚流动的河溪中。

中药荇菜以荇菜的全草入药,夏、秋二季茎叶旺盛时采收,晒干或鲜用。

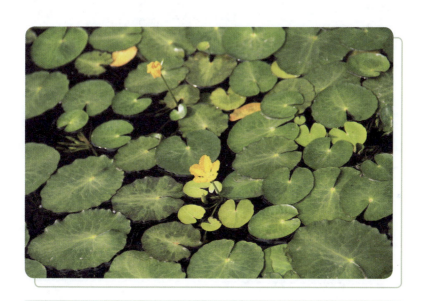

▶ 图 42-3 荇菜开花

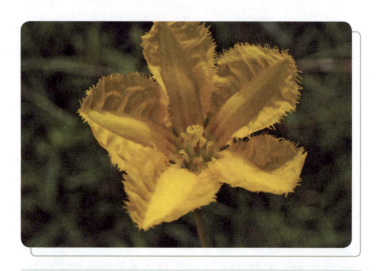

▶ 图 42-4　荇菜花

43

芡实:蹚着水儿采乌菱

风动芰荷香四散,雨打荇蘋水轻溅。

盛夏时节,褰裳涉河,一行人深一脚浅一脚地行走在潺潺流水中,欢声笑语惊起了抱窝孵蛋的水鸟,"扑棱棱,扑棱棱……"它飞掠打水而去。

宽阔的河面,铺满了漂浮的绿植。队长:"是菱。"(图 43-1)

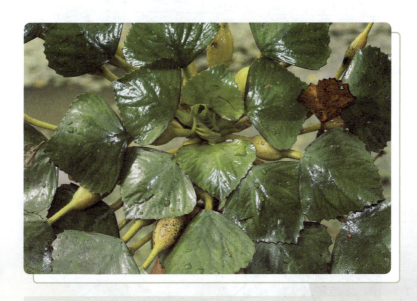

▶ 图 43-1 菱浮在水

菱叶似大萍,随波漂动。原来叶柄膨胀成球,跟海绵一样空虚,难怪不沉水呢。(图 43-2)

菱,古名芰,又名水栗、沙角。李时珍:"其叶支散,故字从支。其角棱峭,故谓之菱,而俗呼为菱角也。"

河澳里,静水中,绿菱上散落着白点,就近看时,却是生出的花儿。大白天,这花儿怎么还含羞不开呢?(图43-3)

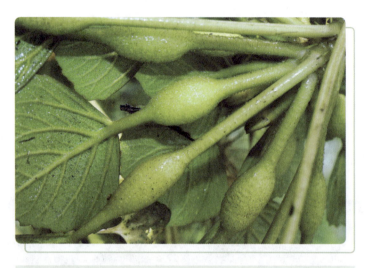

▶ 图 43-2　膨大的菱柄,使菱漂浮

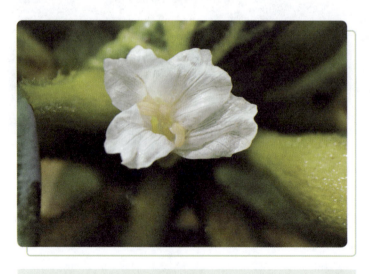

▶ 图 43-3　菱花洁白,昼合夜开

李时珍："芰菱,有湖泺^①处则有之。菱落泥中,最易生发。有野菱、家菱,皆三月生蔓延引。叶浮水上,扁而有尖,光面如镜。叶下之茎有股如虾股,一茎一叶,两两相差,如蝶翅状。五六月开小白花,背日而生,昼合宵炕^②,随月转移。"

原来,菱花背日向月,夜间盛开啊!

浅秋时节,菱叶失去光泽。拽出菱蔓一棵,见饱满的绿菱角两个。成熟的菱角,菱壳呈褐色或黑色。(图43-4)

按住两个角,轻轻掰断成熟的乌菱,断面雪白,水盈盈的,掏出菱米,是个大白胖子呢,尝尝,甜脆多汁且爽口。(图43-5)

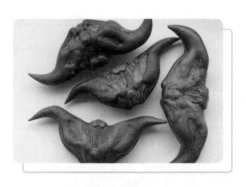

▶ 图43-4 乌菱如牛角

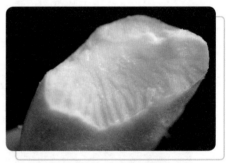

▶ 图43-5 菱角米白滑水嫩

《本草图经》："叶浮水上,花黄白色,花落而实生,渐向水中乃熟。实有二种,一种四角,一种两角。两角中又有嫩皮而紫色者,谓之浮菱,食之尤美。江淮及山东人曝其实仁以为米,可以当粮。"

菱花昼合夜开,背日向月,故性冷。

孟诜:"令人脏冷,损阳气,痿茎。"因其性冷,"鲜者,解伤寒积热,止消

---

① 泺:pō,同泊。

② 炕:hāng,开

渴,解酒毒、射罔毒"。(李时珍)蒸食则"安中补五脏,不饥轻身。"(《名医别录》)

菱(*Trapa natans* L.)为菱科菱属一年生浮水草本,又名欧菱。根二型:着泥根细铁丝状,着生水底水中;同化根,羽状细裂,裂片丝状。茎柔弱分枝。叶二型:浮水叶互生,叶片菱圆形或三角状菱圆形;叶柄中上部膨大;沉水叶小,早落。花小,单生于叶腋,两性;萼筒4深裂,外面被淡黄色短毛;花瓣4,白色;雄蕊4;果三角状菱形,顶端具果喙,两侧具角直伸或斜举,角上具倒刺或栽培者无。花期5—10月,果期7—11月。

菱产于陕西、河北、河南等地水域,全国各地有栽培,生于湖湾、池塘、河湾。(图43-6)

中药芰实为菱的干燥果肉,夏秋季果实成熟时采收菱角,除去外壳后干燥。

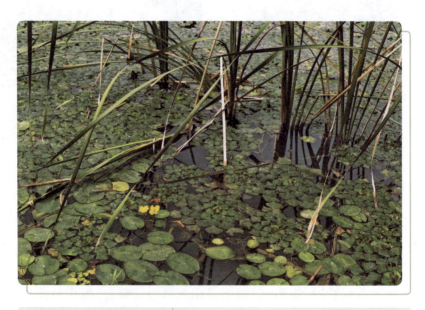

▶ 图43-6　菱荇香蒲满河面

44

剪刀草:慈姑乳子,岁生十二

蒙蒙山表雾,湛湛河中水。

水中蒲苇坚挺,荇藻飘荡。微风拂过蓝色的雨久花,生出丝丝凉意。

青青水葱中一片绿叶,前尖后叉,好生别致(图 44-1)。队长:"是剪刀草,又名慈姑。"

抬眼望去,长汀水涘,剪刀草相拥而立。就近看时,玉秆亭亭,叶舞翩翩,白花似雪片,黄蕊如金丝。好个冰清玉洁的水中仙子啊。或幼株刚刚出水,或嫩叶紧贴水面,真如飞燕掠水,"泄泄^①其羽"。(图 44-2)

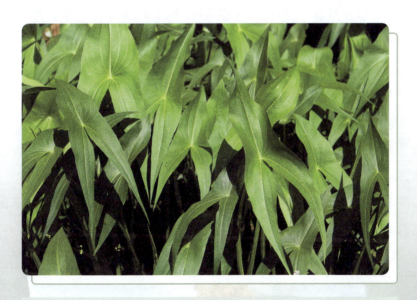

▶ 图 44-1 水中簇拥的剪刀草

---

① 泄泄:鼓翅飞翔的样子。"泄泄其羽"出自《诗经》。

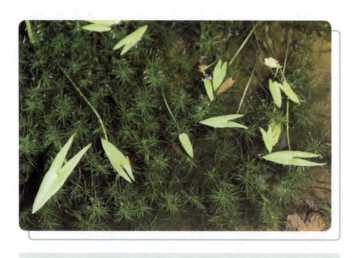

▶ 图 44-2 剪刀草小苗

"花葶上下,花瓣相似,花蕊不同?"

队长:"雌花雄花一枝秆,雌花在下、雄花在上,从下至上次第开放,雄花开放时,雌花已成果实。"(图 44-3、图 44-4)"为何雌花先开,不与雄花争艳?"队长:"避免自花授粉,增加异花授粉。"

剪刀草,又名慈姑、藉姑、箭搭草、槎丫草、燕尾草、白地栗、河凫茨。

李时珍:"慈姑,一根岁生十二子,如慈姑之乳(生产)诸子,故以名之。作茨菰者非矣。河凫茈、白地栗,所以别乌芋(荸荠)之凫茈、地栗也。剪刀、箭搭、槎丫、燕尾,并象叶形也。"

拔出慈姑,观其茎青中泛紫,须根似长发,末白本紫。剪掉须根,露出雪白晶莹的母本。(图 44-5)

《本草图经》:"剪刀草,生江湖及京东近水河沟沙碛中。味甘,微苦,寒,无毒。叶如剪刀形,茎秆似嫩蒲,又似三棱。苗甚软,其色深青绿。每丛十余茎,内抽出一两茎,上分枝,开小白花,四瓣,蕊深黄色。根大者如杏,小者如杏核,色白而莹滑。五月、六月、七月采叶,正月、二月采根。一名慈菰,一名白地栗,一名河凫茨。"

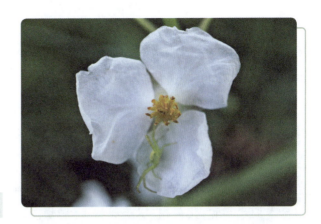

▶ 图 44-3　上部的雄花

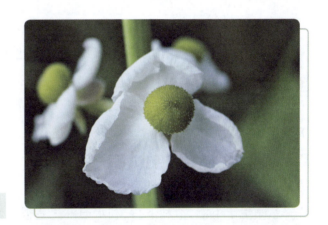

▶ 图 44-4　下部的雌花

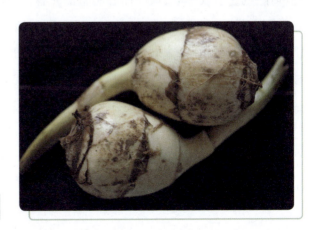

▶ 图 44-5　慈姑的球茎

果然,有的粗根伸展,末端膨大成球,并伸出长芽,以待来年。

切开球茎,色雪白,水润有乳汁点点。尝尝,多汁,先小苦后甘甜。煮熟的慈姑,面嘟嘟的,味道甘甜滑美。(图 44-6)

李时珍:"慈姑生浅水中,人亦种之。三月生苗,青茎中空,其外有棱。叶如燕尾,前尖后歧。霜后叶枯,根乃练结,冬及春初,掘以为果……嫩茎亦可煤食。又取汁,可制粉霜(铅粉、铅霜)、雌黄。"

《本草图经》:"土人烂捣其茎叶如泥,涂敷诸恶疮肿,及小儿游瘤丹毒,以冷水调此草膏,化如糊,以鸡羽扫上,肿便消退,其效殊佳。根煮熟味甚甘甜,时人作果子,常食无毒。"

苏敬:"主百毒,产后血闷,攻心欲死,产难胞衣不出,捣汁服一升。"

慈姑水生,苦寒莹滑,故泻热解毒,涂敷诸恶疮肿,及小儿游瘤丹毒,治蛇虫咬,制粉霜、雌黄毒,而治百毒。

《诸病源候论》:"晕闷之状,心烦气欲绝是也。亦有去血过多,亦有下血极少,皆令晕。若产去血过多,血虚气极,如此而晕闷者,但烦闷而已。若下血过少,而气逆者,则血随气上掩于心,亦令晕闷,则烦闷而心满急。"

慈姑生于下湿,滑利下行,利水通淋。茎根泛紫入血,治下血过少而气逆,血随气逆上攻于心,烦闷而心满急欲死者,并治产难胞衣不出。

野慈姑(*Sagittaria trifolia* L.)为泽泻科慈姑属多年生水生或沼生草本。根状茎横走,较粗壮,末端膨大或否。挺水叶箭形,花序总状或圆锥状,具分枝 1~2 枚,具花多轮。花单性;雄花多轮,雄蕊多数,花药黄色,长 1~1.5(~2)毫米,花丝长短不一。瘦果两侧压扁,倒卵形;果喙短,自腹侧斜上。种子褐色。花果期 5—10 月。(图 44-7、图 44-8、图 44-9)

野慈姑几乎全国各地均有分布,生于湖泊、池塘、沼泽、沟渠、水田等水域。

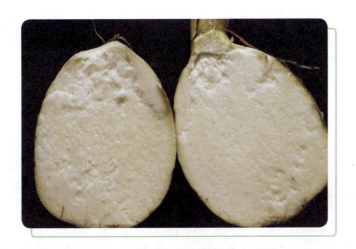

▶ 图44-6 切开球茎,乳汁渗出

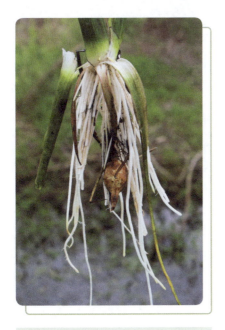

▶ 图44-7 根上葶乳出小慈姑

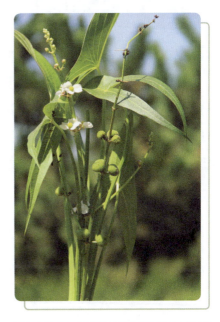

▶ 图44-8 剪刀草花果

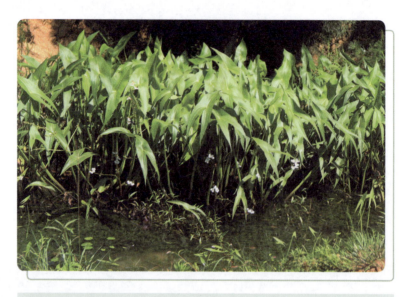

▶ 图 44-9　慈姑整株

慈姑以球茎或全草入药。球茎秋季采集,洗净晒干;全草于夏季采收。

注:中药山慈菇为兰科植物杜鹃兰[*Gremastra appendiculata* (D. Don) Makino]、独蒜兰[*Pleione bulbocodioides* (Franch.) Rolfe]或云南独蒜兰[*Pleione yunnanensis* (Rolfe) Rolfe]的干燥假鳞茎。前者习称"毛慈菇",后二者习称"冰球子"。

45

水芹：思乐泮水，薄采其芹

泰山北麓，翠峦叠嶂，悬河在青绿中跌下山崖，流淌在山涧。涧水清澈，菖蒲聚成绿岛，泽兰守护岸边，慈姑的叶子像燕尾伸展。

慈姑丛中，一簇簇白色碎花撑开小伞，看那绿色的叶子，分明是芹菜啊！队长："是水芹。"（图 45-1、图 45-2）

韩宝昇："生水中，叶似芎䓖，花白色而无实，根亦白色。"

伸手去搋，芹菜茎在水下像网一样，撕扯不断。原来它在水中有横生的茎，像芦苇行鞭样，迅速占领地盘。搋断中空的茎，搓破鲜嫩的叶子，水芹芬芳的气味扑面而来。

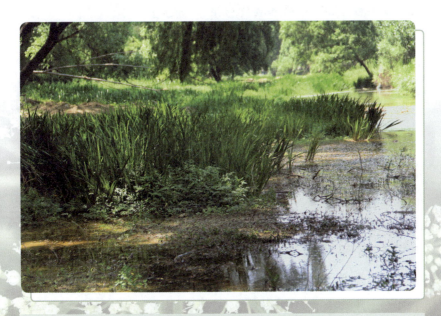

▶ 图 45-1　河中有菖蒲，有水芹

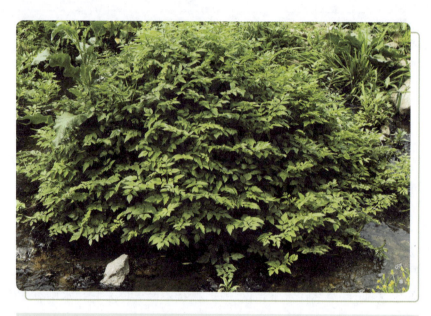

▶ 图 45-2　河渚上,水芹秀色可餐

《诗经·小雅·采菽》:"觱沸槛(滥)泉,言采其芹。"

喷涌的清泉边,采摘芹菜多鲜美。

韩愈:"涧蔬煮蒿芹,水果剥菱芡。"

蒿,蒌蒿、青蒿,与水芹一样,是蔬菜。水里的果子,是菱角和芡实。

《诗经·鲁颂·泮水》:"思乐泮水,薄采其芹……思乐泮水,薄采其藻。"

人们喜欢泮水边,有人岸边采水芹。

朱熹《集传》:"泮水,泮宫之水也。诸侯之学,乡射之宫,谓之泮宫。"

后将学校、学宫称芹宫,入学为采芹,也将秀才称采芹人。将贡士或才学之士称芹藻。

水芹又名芹菜、水英、楚葵。

陶弘景:"其二月三月作英时,可作菹及熟燀食之。"

李时珍:"其性冷滑如葵,故《尔雅》谓之楚葵。《吕氏春秋》:菜之美者,有云梦之芹,云梦,楚地也。"

芹生水中,性冷滑,故去伏热,杀石药毒,去小儿暴热,及大人酒后热。生水中,能去湿利水;茎中空,能去实,利大小便。

故陈藏器曰:"水芹茎叶,捣绞取汁,去小儿暴热,大人酒后热毒,鼻塞身热,利大小肠。茎、叶、根并寒,子温辛。"

而《神农本草经》曰:"水芹,味甘,平。主女子赤沃,止血,养精,保血脉,益气,令人肥健,嗜食。一名水英。"

水芹[*Oenanthe javanica* (Blume) DC.]为伞形科多年生草本,茎直立或基部匍匐。基生叶有柄,基部有叶鞘;叶片轮廓三角形,1~2回羽状分裂,边缘有牙齿或圆齿状锯齿;茎上部叶无柄,裂片和基生叶的裂片相似。复伞形花序顶生,无总苞;伞辐6~16,不等长;小伞形花序有花20余朵;花瓣白色,有一长而内折的小舌片。果实近于四角状椭圆形或筒状长圆形,分生果横剖面近于五边状的半圆形;每棱槽内油管1,合生面油管2。花期6—7月,果期8—9月。(图45-3、图45-4、图45-5)

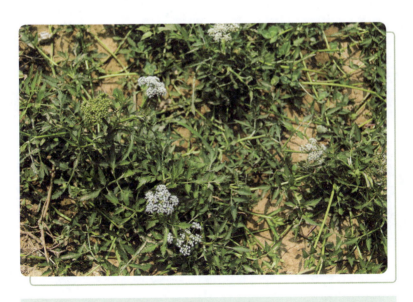

▶ 图 45-3 水芹种在旱处,匍匐茎爬满一地

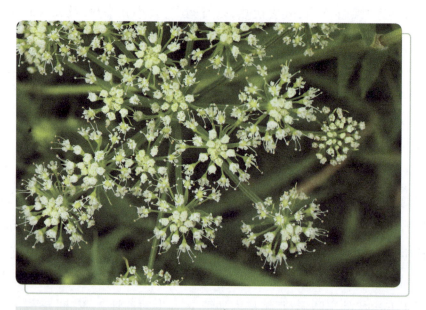

▶ 图 45-4 水芹开花,似繁星

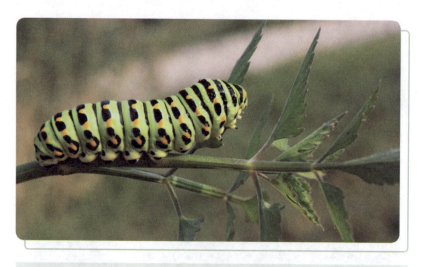

▶ 图 45-5 鲜嫩的水芹叶,茴香凤蝶的幼虫也爱吃

　　水芹产于我国各地,多生于浅水低洼地方或池沼、水沟旁。各地亦有栽培。(图 45-6)

　　中药水芹以全草入药,夏、秋二季茎叶旺盛时采收。嫩茎叶可作蔬菜食用。

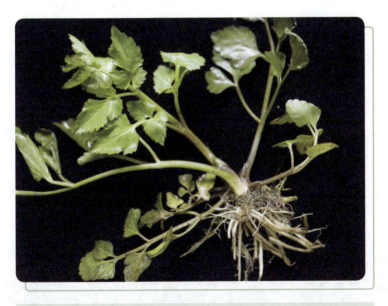

▶ 图 45-6　水芹小苗,在春雨中萌发

46

蕹菜：先食蕹菜，后食野葛

深秋时节，微山湖边，蟠龙河畔，白茅的叶子，翡翠相间或彤红一片。水边成片的芦苇，或黄或绿，芦花成絮，只等秋风送上青天。

一行人蹚过长满槐叶萍和水芹的浅水，行至被莲子草围住的河渚，映入眼帘的是一片绿色。（图46-1）"水上也长番薯啊！还开着花呢。"但近看时又似是而非，牵牛花样的白色花朵，在绿色的映衬下，愈发洁美。（图46-2、图46-3）长长的藤蔓在水中纠结，提起仔细看看，藤蔓中空呢？队长："哈哈，蕹（wèng）菜！"

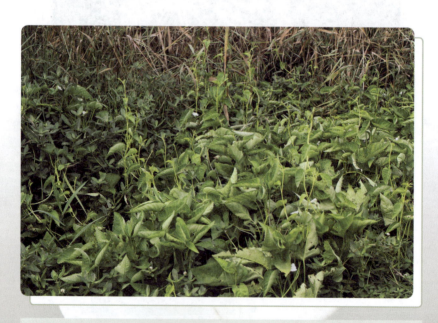

▶ 图46-1 深秋，河中有片翠绿

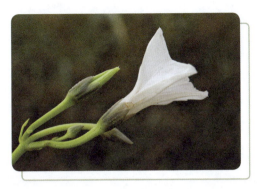

▶ 图46-2　蕹菜花苞

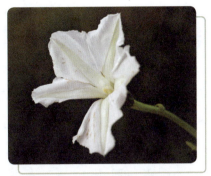

▶ 图46-3　洁白的蕹菜花

蕹菜，又名藤菜、通菜、空心菜，是我们常吃的菜蔬。哈哈，换个地方就不认识了。

李时珍："蕹菜，今金陵及江夏人多莳之，性宜湿地，畏雪霜。九月藏入土窖中，三四月取出，壅以粪土，即节节生芽，一本可成一畦也。干柔如蔓而中空，叶似菠薐及鏊头形……南人编苇为筏，作小孔，浮水上。种子于水中，则如萍根浮水面，及长成茎叶，皆出于苇筏孔中，随水上下。"

蕹菜可水可陆，生长迅速。闭上眼睛，想象成片的蕹菜生长于苇筏，逐波于湖面，大有水上草原之感。新鲜的蕹菜，切断烹炒后，滑美爽口。

李时珍："捣汁和酒服，治产难。"

蕹菜中空，空可去实，其性滑利，通利下胎，治产难。

宋代本草典籍对它的记载，着重在解毒。

《类证本草》："味甘，平，无毒。主解野葛（胡蔓草）毒，煮食之。亦生捣服之。岭南种之，蔓生，花白，堪为菜。云：南人先食蕹菜，后食野葛，二物相伏，自然无苦。又，取汁滴野葛苗，当时苶[1]死，其相杀如此。张司空（张华）云魏武帝啖野葛至一尺，应是先食此菜也。"

---

[1]　苶：yū，枯萎。

　　蕹菜（*Ipomoea aquatica* Forssk.）为旋花科一年生草本，蔓生或漂浮于水。茎圆柱形，光滑，节间中空，节上生根。叶片卵状披针形或披针形，顶端锐尖或渐尖，具小短尖头，基部心形、戟形或箭形。聚伞花序腋生具 1~3（~5）朵花；花冠白色、淡红色或紫红色，漏斗状。蒴果卵球形至球形，径约 1 厘米。种子密被短柔毛或有时无毛。(图 46-4)

　　蕹菜原产我国，现广泛栽培，生长于气候温暖湿润，土壤肥沃多湿的地方，不耐寒。(图 46-5)

　　中药蕹菜以蕹菜的全草入药，鲜用或干燥后使用。也作常食蔬菜。

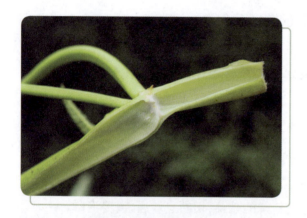

▶ 图 46-4　空心菜，茎中空

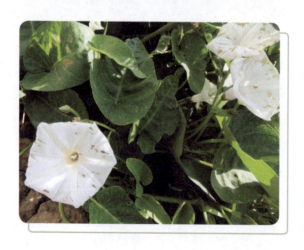

▶ 图 46-5　旱地种植蕹菜

47

薄荷：芳香辛烈，因何言凉

夏秋之交，海上来风，吹过云顶山。

云顶山深处，溪水淙淙，鸟鸣嘤嘤。在那溪水转弯处，生长着高大的芦苇、长苞香蒲，还有灯心草、乳头灯心草、石荠苎，低矮的是星花灯心草、碎米莎草、水竹叶。(图 47-1)

顺流而下，宽阔的水面苦草漂浮，菹草摇摆，水鸟飞掠。

下至水中，见紫梗翠叶的"苏"一片茂盛。似苏非苏啊，扒开一看，粗大的四棱方茎拥挤地躺在河水中。(图 47-2)

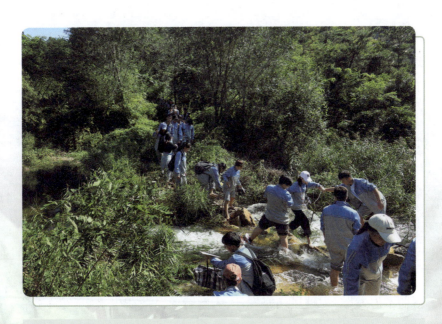

▶ 图 47-1　云顶山中，宽阔的溪水

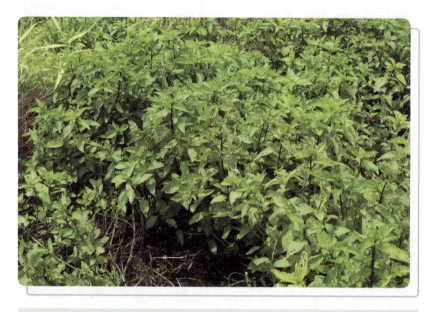

▶ 图47-2 高大肥胖的薄荷,躺在水中

用力拉扯,像绳索样没有尽头呢。露出真面貌时,比人还高啊!

到底是啥啊?队长:"薄荷。"第一次见这么大的薄荷,叶子跟桑叶一样大。(图47-3)

《本草图经》:"茎叶似荏而尖长,经冬根不死,夏秋采茎叶,曝干,古方稀用,或与薤作齑食。近世医家治伤风,头脑风,通关格及小儿风涎,为要切之药。故人家园庭间多莳之。"

薄荷茎叶似白苏,茎赤色四棱(偶见绿茎者),叶对生,花唇形(图47-4)。搓一下柔软的嫩叶,馨香之气喷薄而出,随风四散。尝尝,味辛香,辣舌。

《新修本草》:"辛、苦,温,无毒。主贼风伤寒发汗,恶气,心腹胀满,霍乱,宿食不消,下气。煮汁服,亦堪生食。人家种之,饮汁发汗,大解劳乏。"

薄荷辛温发散,主贼风伤寒发汗,大解劳乏。薄荷生水中,又气芳香,去秽化湿醒脾,治恶气,心腹胀满,霍乱,宿食不消,下气。

《药性论》:"能去愤气,发毒汗,破血,止痢,通利关节。"芳香发散解郁,

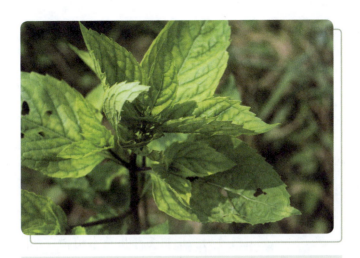

▶ 图47-3　薄荷叶,宽大如桑叶

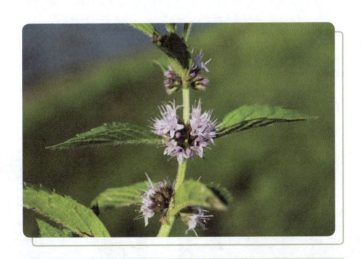

▶ 图47-4　叶对生,花唇形

能去愤气,发毒汗。茎赤入血,活血通利,破血,止痢,通利关节。陈士良:
"疗阴阳毒,伤寒头痛。"

　　《本草图经》之伤风、头脑风,即《新修本草》之贼风伤寒,薄荷味辛性热
无疑。而到了医学百家争鸣的金元时期,则认为薄荷性凉。

张元素："《主治秘要》云：性凉味辛，气味俱薄，浮而升，阳也。去高巅及皮肤风热。"

李时珍："薄荷入手太阴足厥阴，辛能发散，凉能清利，专于消风散热，故头痛头风眼目咽喉口齿诸病，小儿惊热及瘰疬疮疥，为要药。"

薄荷变为辛凉之品。为何辛香而气凉？

《物类相感志》："凡收薄荷，须隔夜以粪水浇之，雨后乃可刈收，则性凉，不尔不凉也。"

原来如此。所谓"清阳出上窍，浊阴走下窍。"二便为阴寒之品。

薄荷（*Mentha canadensis* L.）为唇形科多年生草本植物。茎四棱形，直立或匍匐，地下根状茎横生。叶片长圆状披针形，椭圆形或卵状披针形，稀长圆形，边缘在基部以上疏生粗大的牙齿状锯齿。轮伞花序腋生。萼齿5，狭三角状钻形。花冠白色至淡紫色，雄蕊4，前对较长，均伸出于花冠之外，小坚果卵形，细小。花期7—9月，果期10月。（图47-5）

薄荷产于全国各地，生于水旁潮湿地。

中药薄荷以薄荷的地上部分入药，夏、秋二季茎叶茂盛时采收。

同属植物留兰香（*Mentha spicata* L.）与薄荷相近，但轮伞花序在茎顶端密集形成穗状。（图47-6）

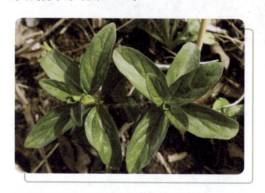

▶ 图 47-5　薄荷苗

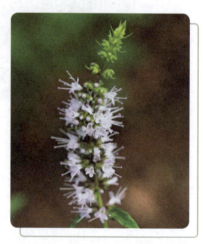

▶ 图 47-6　留兰香

48

地榆：美名酸赭，其叶如榆

杓柄西指，凉风初送，行至昆嵛山。(图 48-1)

"山中何所有？岭上多白云。只可自怡悦，不堪持赠君。"(陶弘景)

高山流水，草木葱茏。潮湿的林荫下，野百合亭亭玉立，顶着翠绿的果子；矮矮的鹿药，被缀满红白圆珠的果穗压倒。羊乳缠在灌木上，黄紫色的花朵变成了乳房样的果实；木通年复一年地攀爬，已到大树树冠，仰望那裂开的果实，期待蜜汁滴沥下来。

无限风光在山顶，岩石上、沙砾中，小榆树铺地而生，红红的枝上长着带锯齿的绿叶。

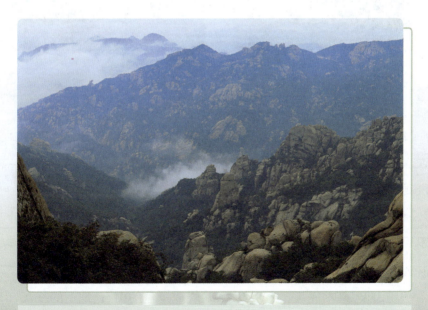

▶ 图 48-1　山顶流云

"哎！小榆树上结桑椹？"队长："是地榆。"

《本草图经》："宿根，三月内生苗，初生布地，茎直，高三四尺，对分出叶，叶似榆少狭，细长作锯齿状，青色。七月开花如椹子，紫黑色。根外黑里红，似柳根。"

地榆，又名玉豉、酸赭。地榆的根，外黑里赤。李时珍："地榆一名酸赭，其味酸，其色赭故也。"

陶弘景："叶似榆而长，初生布地，而花、子紫黑色如豉，故名玉豉。一茎长直上，根亦入酿酒。道方烧作灰，能烂石也。乏茗时用叶作饮亦好。"（图48-2、图48-3）

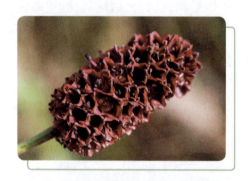

▶ 图48-2　地榆开花，像桑椹

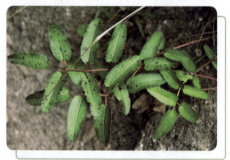

▶ 图48-3　地榆叶，像榆树叶

《臞仙神隐书》煮白石法："七月七日取地榆根，不拘多少，阴干百日，烧为灰。复取生者，与灰合捣万下。灰三分，生末一分，合之。若石二三斗，以水浸过三寸，以药入水搅之，煮至石烂可食乃已。"

《证类本草》载："《三洞要录》：地榆草锉一升，稻米一升，白玉屑一升，三物取白露汁二升，置铜器中煮米熟，绞取汁。玉屑化为水，名曰玉液。以药纳杯美醴中，所谓神玉浆也。"

一场山火，草木成灰。大半年了，从烧成黑色的山石、地上的冷灰，仍可想象眼前的熊熊烈焰。树木没有生蘖，地榆却生机勃勃。真是野火烧不尽，

春风吹又生啊。（图48-4）

　　"地榆性寒凉,故而耐火吧?"

　　嚼一口地榆的红根,涩中带苦啊! （图48-5）

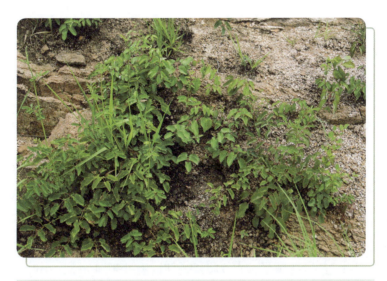

▶ 图48-4　野火烧不尽,山火后萌出

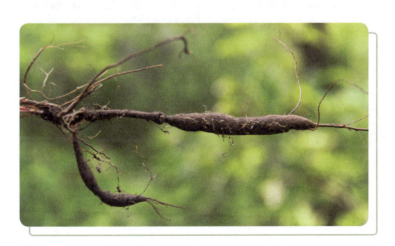

▶ 图48-5　地榆根,外皮黑红色

《神农本草经》："地榆，味苦，微寒。主妇人乳痓痛，七伤，带下病，止痛，除恶肉，止汗，疗金疮。"

妇人乳痓痛，即产后风及疼痛，产后多瘀血致病。地榆色赤入血，活血化瘀，疗产后风及疼痛。

七伤即男子七伤，诸如茎中寒，精自出，溺有余沥，囊下湿之类。地榆味酸涩收敛，涩精止尿收湿。

地榆煮石化石，可化腐朽，除恶肉。酸涩收敛，敛汗止血，化瘀止痛，而疗刀剑伤。

《本草衍义》："地榆，性沉寒，入下焦。"

《本草新编》："止妇人赤带、崩下及月经不断，却小儿疳热，止热痢，下瘀血，治肠风下血，愈金疮。但治热而不治寒。"

地榆所治，多为下部疾病。

地榆（*Sanguisorba officinalis* L.）为蔷薇科地榆属多年生草本，高 30~120 厘米。根粗壮，多呈纺锤形。叶为羽状复叶，有小叶 4~6 对，小叶片卵形或长圆状卵形，基部心形至浅心形，边缘有多数粗大圆钝稀急尖的锯齿。穗状花序椭圆形，圆柱形或卵球形，直立；萼片 4 枚，紫红色；雄蕊 4 枚，花丝丝状，不扩大，与萼片近等长或稍短。果实包藏在宿存萼筒内，外面有棱。花果期 7—10 月。（图 48-6）

地榆产于我国大部分地区，生于草原、草甸、山坡草地、灌丛中、疏林下。

中药地榆以地榆或长叶地榆[*Sanguisorba officinalis* var. *longifolia* (Bertol.) T. T. Yu & C. L. Li]的根入药，春、秋二季采挖。

宽蕊地榆的根在部分地区作地榆的代用品使用。

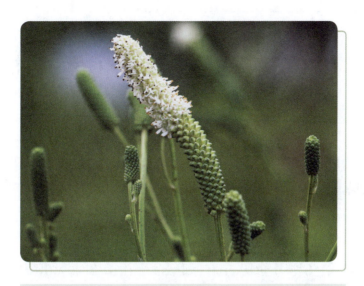

▶ 图 48-6　宽蕊地榆花穗,花穗大,花白蕊长

49

小草：在山是小草，出山为远志

　　藏马山的夏天，草木葱茏，浓荫蔽日。绝壁上千金榆粗枝垂曳，疏林下草瑞香细茎勃发。洞底清泉汩汩有声，壁上细流沥沥而下。

　　穿过黑松林，拨开连翘丛，豁然见壁上有洞，碑记位于洞口左右："大明隆庆元年重建藏马山鬼谷洞"。（图 49-1）

　　晋代郭璞："清溪千余仞，中有一道士。云生梁栋间，风出窗户里。借问此何谁，云是鬼谷子。"

　　鬼谷子，名王诩、王禅，晓纵横捭阖之术。其授徒众多，有名者苏秦、张仪、孙膑、庞涓。鬼谷子主张揣测和谋略，重视决策的实用性，六韬三略，变化无穷，布阵行军，鬼神莫测。

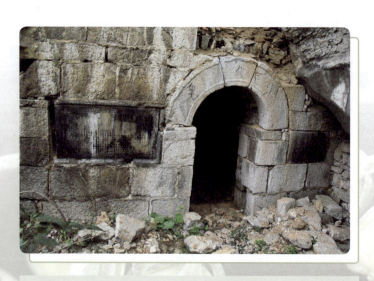

▶ 图 49-1　明代重修鬼谷子洞，内别有洞天

仙洞深邃,洞口外散落着古建筑的构件,北马兜铃的蔓子延伸其间。

哎,仰望石壁,上生小草,柔弱不禁风,色暗难辨识(图49-2)。队长说:"是远志。""人呼远志为石精。"

草木青翠时节,远志叶子变绿,因其细小,需要凝神定志,才能觉察它的存在。

"四月秀葽"(《诗经·七月》),四月远志开花。佩戴紫色流苏的小花,有点儿醒目。(图49-3)

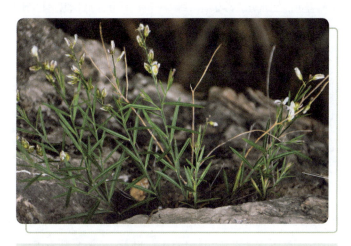

▶ 图49-2 石上生小草,即远志

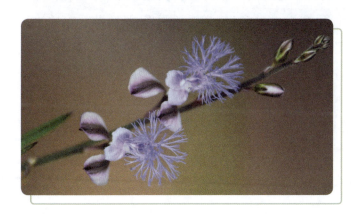

▶ 图49-3 远志开花

《名医别录》:"远志生泰山及冤句川谷。四月采根、叶,阴干。"陶弘景:"冤句县属兖州济阴郡,今犹从彭城北兰陵来。"

至唐代,泰山、冤句仍是远志的地道产地。

《神农本草经》载远志:"味苦,温。主咳逆伤中,补不足,除邪气,利九窍,益智慧,耳目聪明,不忘,强志,倍力。久服,轻身不老。叶名小草。一名棘菀,一名葽绕,一名细草。"

远志苗小,茎叶均细,故名小草、细草。但其根粗壮,中有坚硬的木心,生于石上,钻石而长,其形状随石缝隙而变,或圆或扁,古人将其称为"石精"。

远志为石精,得坚硬之气,故能补中止咳逆,补不足,倍力。精能驱邪祟,故能除邪气。远志性善钻、能通,故利九窍,耳目窍利则耳聪目明,心窍利则不忘。古人谓之"醒心杖"。

远志开心窍,使人远志不忘。志,记也。如《肘后备急方》用其治人心孔憋塞,多忘喜误。葛洪:"陵阳子仲服远志二十年,有子三十七人,开书所视不忘。"

远志(*Polygala tenuifolia* Willd.)为远志科多年生草本,高 15~50 厘米;主根粗壮,韧皮部肉质,浅黄色,长达 10 余厘米。茎多数丛生。单叶互生,线形至线状披针形,近无柄。总状花序呈扁侧状生于小枝顶端,细弱,少花;苞片 3,披针形;花瓣 3,紫色,侧瓣斜长圆形,具流苏状附属物。蒴果圆形;种子卵形,黑色。花果期 5—9 月。(图 49-4、图 49-5、图 49-6)

远志主产于我国东北、华北、西北等地,生于草原、山坡草地、灌丛中及杂木林下。

中药远志为远志和西伯利亚远志(*Polygala sibirica* L.)的根。春、秋二季采挖,根常去心使用,习称"远志肉"。

西伯利亚远志近于远志,但叶片较宽,呈卵形;蒴果边缘具缘毛。(图 49-7)

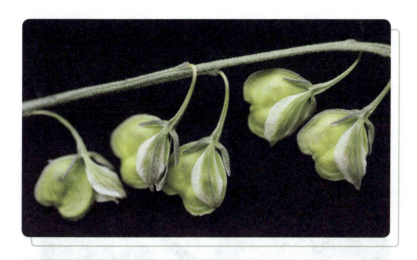

▶ 图 49-4　远志果

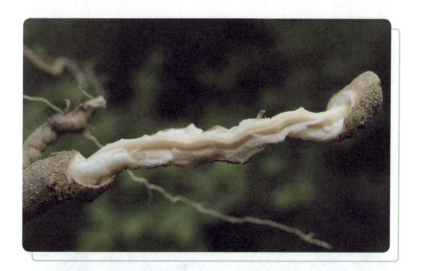

▶ 图 49-5　远志根,中有硬心

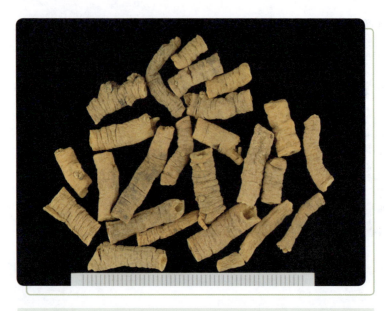

▶ 图 49-6 远志去心，即远志肉

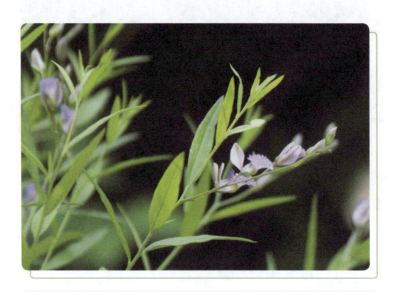

▶ 图 49-7 西伯利亚远志

50

霞草:解散用北柴胡,虚热用软柴胡

仲夏之月,我们因全国中药资源普查工作,来到山东海阳。

海之阳,青山绵绵不断。一行人至沟壑中,仰望青峰,高耸入云。

石崖两岸高耸,小溪淙淙飞出。溪水边,长满薄荷、石荠苎、小鱼仙草。崖壁上,附着卷柏、蜈蚣兰、蒙古野韭。野蜂山枣枝上结巢,蝮蛇乱石缝里蜕皮。

山腰有开蓝花的黄芩、桔梗,渥丹花开,红彤彤。

无限风光在极顶,可采石竹、挖苦参。北柴胡、红柴胡黄碎小花,都隐身山顶草甸中。挖出柴胡的根,或黑或赤,皆枯燥瘦瘪,熏气逼人。(图50-1)

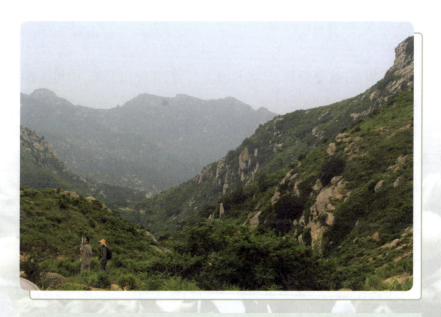

▶ 图 50-1　无限风光在山顶

石缝中有似柴胡者,只是叶片肥厚,花白色,较柴胡花大,长长的花蕊外吐(图50-2)。队长:"长蕊石头花。"

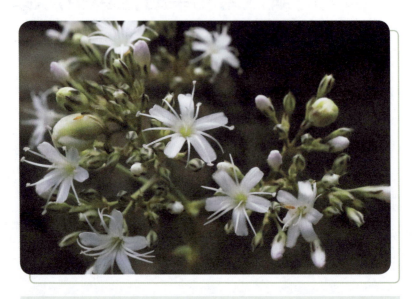

▶ 图50-2　霞草开花

长蕊石头花,就是霞草,又名长蕊丝石竹,俗呼山菅楂,山里人都喜欢它。嫩叶沸水里煤过,冷水浸泡,去除涩味,有各种吃法。

霞草在山东各地,从西到东,由泰山至东海的山峰丘陵均产。春天芽一冒,就可以采摘开吃,或移栽园中,随时解馋。

霞草钻石而生,开花银白,宛若云霞。其根,粗壮肥大,柔软黄白,质润多汁。看这水盈盈的断面,立马想舔一口。嚼一嚼,满口汁水,是苦味啊!咽一口,还辣嗓子呢。(图50-3、图50-4)

队长:"入药称山银柴胡。"

《神农本草经疏》:"柴胡俗用有二种,色白黄而大者,为银柴胡,用以治劳热骨蒸。色微黑而细者,用以解表发散。《本经》并无二种之说,功用亦无分别,但云银州者为最,则知其优于升散,而非除虚热之药明矣。"

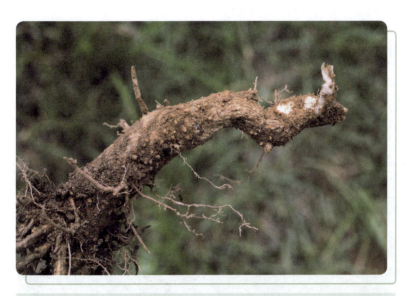

▶ 图 50-3　霞草根,粗大肥白

赵学敏:"盖银指色言,不指地言。犹金银花白色者曰银花是也。银柴胡原有西产北产之分,不必定以银夏者为银柴胡也。"

《本草纲目拾遗》:"银柴胡,治虚劳肌热,骨蒸劳疟,热从髓出,小儿五疳羸热。"

霞草根肥壮,苦润多汁,补阴液,灭虚火,治阴虚生热诸证。《本草纲目》:"解散用北柴胡,虚热用海阳软柴胡为良。"海阳软柴胡,即山银柴胡。

长蕊石头花(*Gypsophila oldhamiana* Miq.)又名霞草,石竹科多年生草本。根粗壮,茎圆柱形,叶对生,质厚,长圆形。伞房状聚伞花序

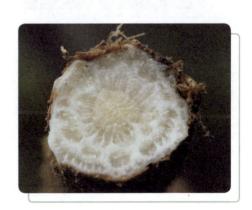

▶ 图 50-4　霞草根,断面水润多汁

较密集,花瓣白色或粉红色,倒卵状长圆形,雄蕊 10,花柱 2,长线形,伸出。蒴果卵球形,种子近肾形,灰褐色,两侧压扁,具条状凸起,脊部具短尖的小疣状凸起。花期 6—9 月,果期 8—10 月。(图 50-5)

长蕊石头花产于辽宁、河北、山西、陕西等地,生于山坡草地、灌丛、沙滩乱石间或海滨沙地。

长蕊石头花的根入药名山银柴胡,常作为银柴胡的代用品。

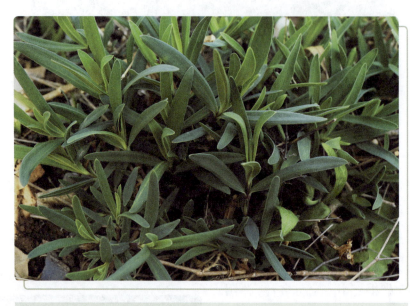

▶ 图 50-5　霞草苗,鲜嫩味美

51

景天:涎滑多水辟火草

蒙蒙细雨中,一行人因中药资源普查工作,来到云雾缭绕的海阳自然保护区。在多个山峰间行进普查,做完两个样地,队员们坐在石堆上休息。(图51-1)

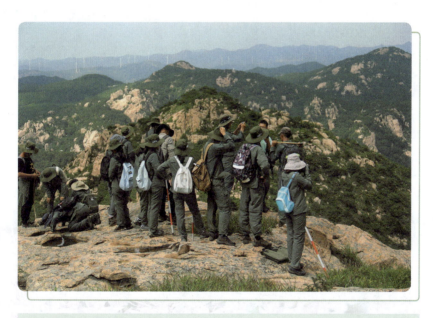

▶ 图51-1　保护区山顶

哎!劈碎的石块上有黑色的花纹图形,分明是植物呢。

队长:"矿物质树突锰留下的痕迹。"众人分散开,仔细查看,一堆石头上都有植物样的图案。

大家都想下到谷底,看看繁盛的草木,在队长带领下,探索下行。

徘徊在山坡的草甸上，黄花菜和桔梗花开得正艳。

石上有兰花正打开花瓣，像小鸟展翅。队长："唇舌兰。"

石凹里，绿色蓬作一团，细看，有盐麸木的小苗，一种多肉是费菜，蓓蕾攒簇枝头，另一种多肉，叶子厚大，也已经含苞。队长："是八宝，古名景天。"

你看，它翠玉雕成一样，触之软滑如绸缎。沉重的茎叶饱含水液，脆而易断裂，搓之，涩滑多汁。(图51-2)

景天，又名慎火、戒火、救火、据火、护火、辟火、火母、蝎子草。今用北京土话，名其八宝。

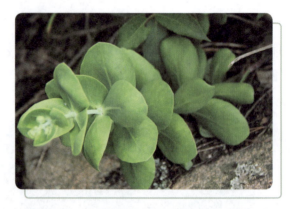

▶ 图51-2 脆嫩的多肉

《本草图经》载景天："生泰山山谷，今南北皆有之，人家多种于中庭，或以盆盛植于屋上，云以辟火，谓之慎火草。春生苗，叶似马齿而大，作层而上，茎极脆弱。夏中开红紫碎花，秋后枯死。"

景天耐旱不死，插土即活。土墙头上种景天，春雨则生，夏天盛开粉色伞状花朵，秋后干枯，可见其耐旱耐火之性。(图51-3、图51-4)

《神农本草经》："景天，味苦，平。主大热火疮，身热烦，邪恶气。花，主女人漏下赤白，轻身明目。一名戒火，一名慎火。"

《名医别录》载景天："酸，无毒。主诸蛊毒，痂疕，寒热风痹，诸不足。久服，通神不老。一名火母，一名救火，一名据火。"

因其久旱不死，故《神农本草经》列为上品，能除邪恶气，蛊毒，并补诸不足，轻身明目，久服通神不老。因其涩滑多汁，从慎火、戒火、救火、据火、护火、辟火之名，知性寒凉，故主大热，火疮，身热烦。

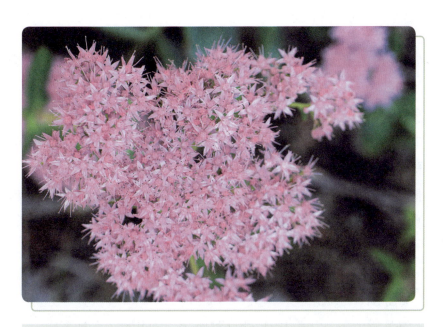

▶ 图 51-3　景天开花

马王堆《五十二病方》:"癃,取景天长尺、大围束一,分以为三,以淳酒半斗,三汋煮之,熟,浚取其汁,啜之。不已,复之,不过三饮而已。"

《五十二病方》治癃闭不通的淋证,多用滑通、养窍的葵菜,因景天与葵菜一样涩滑,故亦用其治癃。

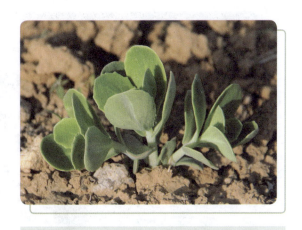

▶ 图 51-4　景天苗

其涩滑通利养窍之用,同样可治不通则痛的寒热风痹,下窍不利的漏下赤白。

《说文解字》:"痂,疥也。""疕,头疡也。"

痂为疥癣类干燥皮肤病,《五十二病方》有痂病,共二十四条,处方全部以外用药敷之。疕,头疮、秃疮之类皮肤病。景天治痂疕,亦应外敷,滑润长养毛窍。

虫毒咬伤,可外涂。蝎子蜇伤,红肿疼痛,火烧火燎,用景天涂擦,故有蝎子草之名。

长药八宝[*Hylotelephium spectabile* (Boreau) H. Ohba]为景天科八宝属多年生草本。茎常丛生直立。叶肉质,对生或3叶轮生,长圆状卵形,全缘或多少有波状牙齿。花序大形,伞房状,顶生;花密生,花瓣5,淡紫红色至紫红色,雄蕊10,心皮5。菁葖果直立。花期8—9月,果期9—10月。(图51-5、图51-6、图51-7)

长药八宝主产于安徽、陕西、吉林等地,生于低山多石山坡上。

中药景天为景天科长药八宝及同属植物八宝等植物的地上部分。

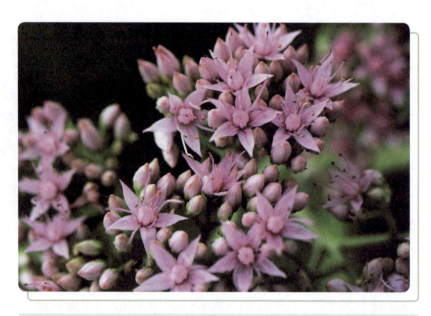

▶ 图 51-5 娇艳的景天花

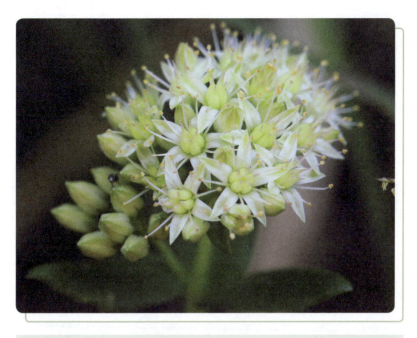

▶ 图 51-6 景天花，白嫩洁雅

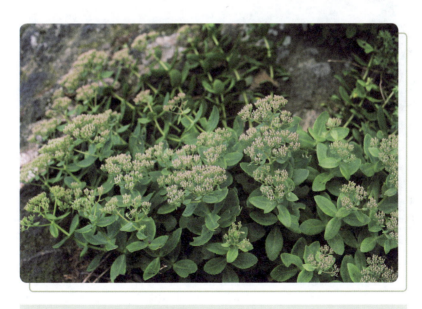

▶ 图 51-7 山崖上含苞的景天

52

桔梗：梁父之阴，郄车而载

飘飘南来风，悠悠北去云。峨峨梁父山，青藤攀高林。

泰山之巅，东南眺望，为梁父山（图52-1）。《史记·封禅书》："八神：一曰天主，祠天齐。天齐渊水，居临菑南郊山下者。二曰地主，祠泰山梁父。盖天好阴，祠之必于高山之下，小山之上，命曰'畤'；地贵阳，祭之必于泽中圜丘云。"

山坡草丛中，一片片紫色的花朵在风中摇曳。

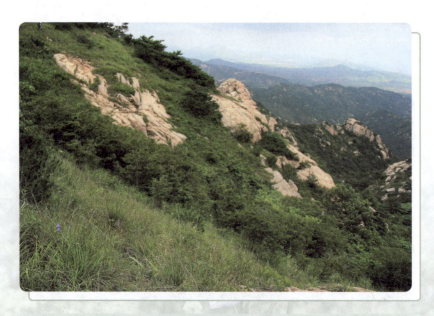

▶ 图52-1　峨峨梁父山，青藤攀高林

218

近看时，它形如喇叭，而五角凸裂。冷艳的色彩，耀眼炫目。（图52-2）

队长："桔梗。"

《本草图经》："根如小指大，黄白色。春生苗，茎高尺余。叶似杏叶而长椭，四叶相对而生，嫩时亦可煮食之。夏开花紫碧色，颇似牵牛子花，秋后结子。"

在岩石缝隙里抠挖许久，终于完整提出它的根来。头丰尾俭，色白微黄，宛若胡萝卜。轻轻剥去外皮，露出雪白的身子，莹润可爱。尝尝，皮苦瓤也苦，中有硬心。（图52-3）

桔或是桔槔，一种原始的井上提水机械。它在一根竖立的架子上加

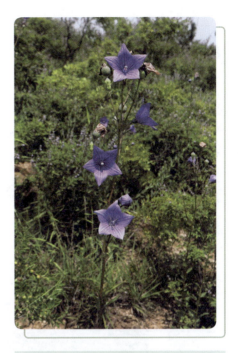

▶ 图52-2　桔梗花开，像一串紫色铃铎

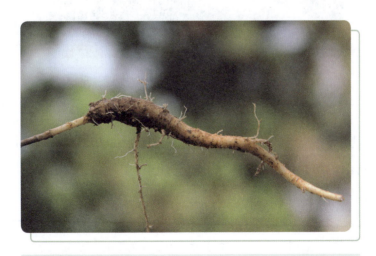

▶ 图52-3　桔梗根

上一根细长的杠杆,当中是一支点,后端悬一重物,前端悬挂水桶。一起一落,汲水可以省力。

梗,指植物的枝、根或茎。《战国策·齐策三》:"有土偶人与桃梗相与语。"吴师道补注:"梗,枝梗也。《赵策·苏秦说李兑》作'土梗''木梗'。谓木梗曰:'汝非木之根则木之枝。'是枝、根皆可言梗。此谓刻桃木为人也。"

李时珍认为,此草之根结实而梗直,故名。桔梗根形如胡萝卜,上粗下细,上大下小,一头轻一头重,给人的感觉很像桔,或因此名。

桔梗通株具白色乳汁,其根色白,味苦,又名白药、苦桔梗、梗草。(图52-4)

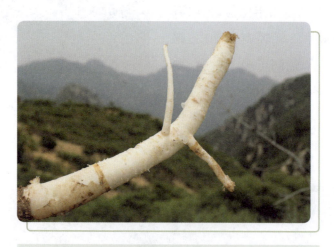

▶ 图52-4 桔梗根外皮易去,内里洁白

桔梗药用历史悠久,《庄子·徐无鬼》:"得之也生,失之也死;得之也死,失之也生;药也。其实,堇也,桔梗也,鸡廱也,豕零也,是时为帝者也。"乌头、桔梗、鸡头(芡实)、猪苓配伍为用。

《战国策·齐策三》:"夫鸟同翼者而聚居,兽同足者而俱行。今求柴胡桔梗于沮泽,则累世不得一焉。及至睪黍、梁父之阴,则都车后载耳。"

桔梗柴胡均为山草,泰山、梁父山至东海诸山均产。

《武威汉简》用桔梗祛寒治久咳上气，喉中如水鸡声卅岁以上，并治声音嘶哑，且用于补虚，治男子七疾七伤。马王堆《养生方》用其补益，增强行走力。

《神农本草经》："味辛，微温。主胸胁痛如刀刺，腹满肠鸣幽幽，惊恐悸气。"《名医别录》："苦，有小毒。利五脏肠胃，补血气，除寒热风痹，温中消谷，疗喉咽痛，下蛊毒。一名利如，一名房图，一名白药，一名梗草。"

根据中医五行理论分析，桔梗通株具白色乳汁，其根色白而归肺经，多用其宣肺、利咽、祛痰、排脓。且取桔槔之象，从下向上，不断将井水提出，认为其性向上向外，后世本草著作将其作舟楫之药。

桔梗能开提气血，气药中宜用之，载诸药不能下沉，为舟楫之剂。桔梗之性属阳而升，凡病气逆上升，不得下降，及邪在下焦者勿用。

《药性论》："味苦，平，无毒。能治下痢，破血，去积气，消积聚痰涎，主肺气气促嗽逆，除腹中冷痛，主中恶及小儿惊痫。"

桔梗为山精，故辟邪气，主中恶及小儿惊痫，惊恐悸气，以及胸胁痛如刀刺，腹满肠鸣幽幽之类。而《药性赋》载："味苦、辛，性微温，有小毒。升也，阴中之阳也。其用有四：止咽痛兼除鼻塞，利膈气仍治肺痈，一为诸药之舟楫，一为肺部之引经。"

桔梗[*Platycodon grandiflorus* (Jacq.) A. DC.]为桔梗科多年生草本植物，其根肉质肥厚。全株含白色乳汁，茎单一或数枚丛生。叶卵形，边缘有锯齿，互生、轮生。花蓝紫色(偶见白色)，阔钟形，通常排列呈聚伞花序。花两性，雄蕊 5 枚，雌蕊 1 枚，柱头 5 裂，子房半下位，蒴果近球形。(图 52-5、图 52-6、图 52-7、图 52-8)

桔梗主产于我国东北、华北、华东等地，生于山坡、草丛、灌丛、林下。

中药桔梗以桔梗的根入药，春、秋二季采挖，趁鲜剥去外皮，干燥。其根亦可食用，需煮浸后食用。

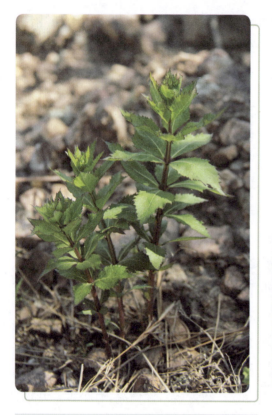

▶ 图 52-5　桔梗苗,红杆子绿叶

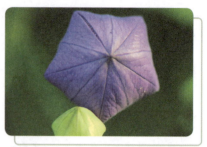

▶ 图 52-6　花苞未开时,如系着的包袱

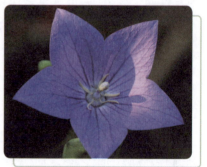

▶ 图 52-7　桔梗花,硕大而冷艳

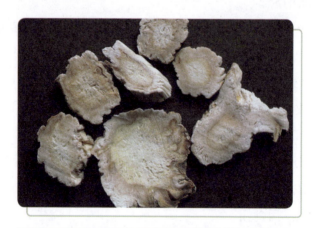

▶ 图 52-8　桔梗根,中有硬心

53

荠苨:杏叶沙参甜桔梗

仲秋之月,玉符河上芦花泛白,辣蓼、旋覆花依偎在芦苇下,明镜样的河面,飘荡着苦草、竹叶眼子菜,水中仙子花蔺,亭亭玉立,正值花期。秀丽的群峰,倒映在河面上。(图53-1)

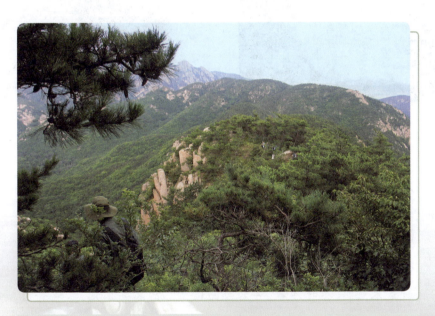

▶ 图53-1　玉符河畔有高山

一行人进入山谷深处,老桑、黑弹树遮住天日,君迁子、酸枣树枝干满是沧桑,树上的北马兜铃炸裂开来,金灯藤像帘幕样垂下。树下堆满落叶枯枝,三三两两的绿叶散落其间。

这大大的叶子,像团扇一般,光滑柔软。队长:"荠苨的基生叶。"好生奇怪,种子不仅在阳春时节发芽,秋天也长出嫩嫩的基生叶。(图 53-2)

荠苨之名,因其形状而得。李时珍:"荠苨多汁,有济苨之状,故以名之。济苨,浓露也。其根如沙参而叶如杏,故河南人呼为杏叶沙参。"

小杏树样的荠苨从石头下钻出,成丛铺散开来。揪个叶子,白色乳汁慢慢渗出来。(图 53-3)

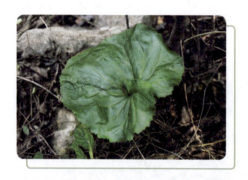

▶ 图 53-2 荠苨种子发芽,长出基生叶

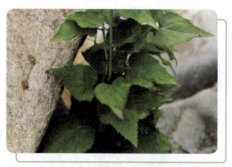

▶ 图 53-3 荠苨叶子像杏叶

挖出荠苨根,果然与桔梗根相似,色白淌乳汁。握之宣软,断面疏松多空洞,尝尝,甜的。香甜绵软,山里人称为鸡腿。(图 53-4)

唐慎微:"根似桔梗,以无心为异。"

荠苨根似桔梗,而无硬心,荠苨根甜,桔梗根苦。

《救荒本草》:"杏叶沙参,一名白面根……苗高一二尺,茎色青白。叶似杏叶而小,边有叉牙,又似山小菜,叶微尖而背白。稍间开五瓣白碗子花。根形如野胡萝卜,颇肥,皮色灰黪[1],中间白色,味甜微寒……又有开碧花者。采苗叶煤熟,水浸淘净,油盐调食。掘根换水煮食亦佳。"

荠苨植株高大粗壮,叶大而圆,犹如杏叶,钟形的花儿或紫或白。荠苨

---

① 黪:cǎn,浅青黑色。

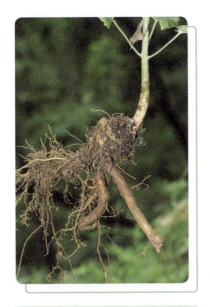

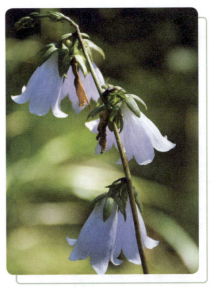

▶ 图 53-4　荠苨根,甜软有乳汁　　　▶ 图 53-5　荠苨花如铃铎,或紫
　　　　　　　　　　　　　　　　　　　　　　　　色或白色

又名杏叶沙参、甜桔梗、白面根。其苗名隐忍。(图 53-5)

陶弘景注桔梗:"叶名隐忍。"李时珍:"葛洪《肘后方》云:隐忍草,苗似桔梗,人皆食之。捣汁饮,治蛊毒。据此则隐忍非桔梗,乃荠苨苗也。荠苨苗甘可食,桔梗苗苦不可食。尤为可证。《神农本经》无荠苨,只有桔梗一名荠苨,至《别录》始出荠苨。盖荠苨、桔梗乃一类,有甜、苦二种,则其苗亦可呼为隐忍也。"

《名医别录》:"味甘,寒。主解百药毒。"

陶弘景:"根茎都似人参,而叶小异,根味甜绝,能杀毒。以其与毒药共处,而毒皆自然歇,不正入方家用也。"

《日华子诸家本草》载荠苨:"杀蛊毒,治蛇虫咬,热狂温疾,署毒箭。"

《本草衍义》:"今陕州采为脯,别有法,甚甘美,兼可寄远。古人以谓荠苨似人参者是此。解药毒甚验。"

荠苨,味甘性寒,解热毒。如乌头煎汁所成之射罔毒,丹石发动之热毒。孟诜:"食之,压丹石发动。"

荠苨(*Adenophora trachelioides* Maxim.)为桔梗科沙参属多年生草本植物,茎单生,无毛,常多少"之"字形曲折。基生叶深心形或肾形,茎生叶互生,具2~6厘米长的叶柄,叶片心形,极少呈披针形,边缘为单锯齿或重锯齿。花序分枝大多长而平展,组成大圆锥花序。花冠钟状,蓝色、蓝紫色或白色,花柱与花冠近等长。蒴果卵状圆锥形。种子黄棕色,两端黑色,长矩圆状。花期7—9月。(图53-6)

荠苨分布于辽宁、河北、山东等地,生于山坡草地或林缘。

中药荠苨以荠苨的根入药,春、秋二季采挖,可食。春季,其地上幼苗为常食野菜。

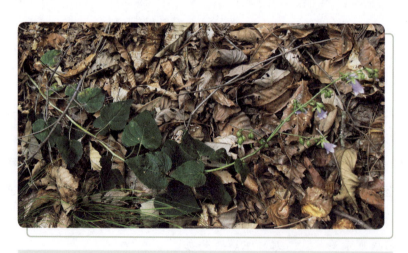

▶ 图53-6 荠苨整株

54

旋覆花：黄巢河里夏菊开

泰山北麓，大黄巢村、小黄巢村的山峦间，有座大型水库，名黄巢水库。夏日里，微波粼粼，一尘不染。

此处原为深沟险壑，蓄水之前，谷底有黄巢庙等古建筑，现庙已迁移至水库边，名"将军庙"，大概黄巢自名"冲天大将军"的缘故吧。

人们熟悉黄巢，多因为他的《不第后赋菊》："待到秋来九月八，我花开后百花杀。冲天香阵透长安，满城尽带黄金甲。"

库水盈溢，沿峭壁下缓流洄港，浅淌成河。

宽阔的河面上，芦苇连片，香蒲成丛。岸边五棱水葱亭亭玉立，水中水田碎米荠随水漂摆。一行人趟水入画中，采集标本。（图54-1）

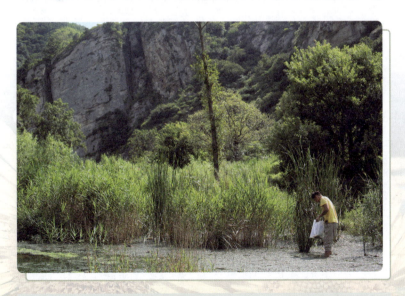

▶ 图54-1　山涧水泽，有苇有蒲

沿河下行，水草更加丰茂。"时在夏日，水草丛里，怎么有金黄的菊花盛开？"队长："旋覆花。又名夏菊。"菊花开于庚秋，此花偏偏夏季开放，故又名盗庚。（图54-2）

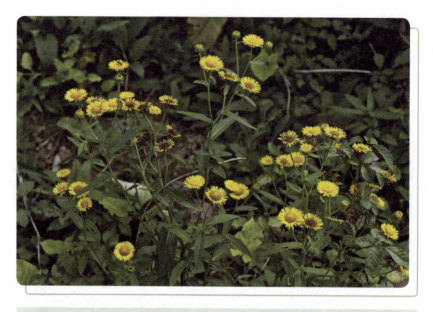

▶ 图54-2 水湿里，黄英绽放

掐一朵金黄的旋覆花，插上云鬓。那菊花一样的香气，久久流散。（图54-3）

《本草图经》："二月以后生苗，多近水旁，大似红蓝而无刺，长一二尺已来，叶如柳，茎细。六月开花如菊花，小铜钱大，深黄色。"

旋覆花根、茎紫赤，叶翠脉赤宛若血脉。

《神农本草经》："旋覆花，味咸，温。主结气胁下满，惊悸。除水，去五脏间寒热。补中下气。一名金沸草，一名盛椹。"

《名医别录》载旋覆花："甘，微冷利，有小毒。消胸上痰结，唾如胶漆，心胁痰水，膀胱留饮，风气湿痹，皮间死肉，目中眵瞙，利大肠，通血脉，益色泽。"

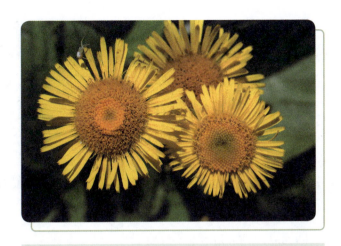

▶ 图54-3　金黄的旋覆花

　　旋覆花生于水旁,故利水除湿,化痰散结。治水气结聚,胁下满,惊悸;消胸上痰结唾如胶漆,心胁痰水,膀胱留饮,风气湿痹,皮间死肉。通利之性,除五脏间寒热,补中下气,利大肠,通血脉。清利头目,治目中眵曉,益色泽。

　　旋覆花通利下水,故有"诸花皆升,旋覆独降"之说。

　　《药性论》:"使,味甘,无毒。主肋胁气,下寒热水肿。主治膀胱宿水,去逐大腹,开胃,止呕逆不下食。"

　　《本草衍义》:"其香过于菊,行痰水,去头目风。其味甘苦辛,亦走散之药也。"

　　诸药所生,皆有境界。旋覆花血脉充盈,馨香发散,生水中,所治取其色其气、其所生之地。

　　《神农本草经百种录》:"此以味为治,凡草木之味,咸者绝少。咸皆治下,咸而能治上焦者尤少。惟此味咸而治上,为中上二焦之药。咸能软坚,故凡上中二焦凝滞坚结之疾,皆能除之。凡体轻气芳之药,往往能消寒热。盖寒热之疾,无不因郁遏而成。《内经》云:火郁则发之。轻芬之体能发散,故寒热除也。"

旋覆花（*Inula japonica* Thunb.）为菊科旋覆花属多年生草本植物，根状茎短。基生叶常成簇，茎生叶互生，长圆形，叶基较狭，微抱茎。头状花序径 3~4 厘米，多数或少数排列成疏散的伞房花序；总苞半球形，总苞片约 6 层。舌状花黄色；舌片线形；管状花黄色；冠毛 1 层。花期 6—10 月，果期 9—11 月。（图 54-4、图 54-5、图 54-6）

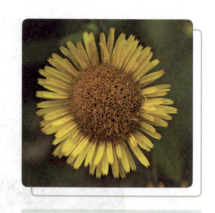

▶ 图 54-4　外有金片攒集，内如金丝腾沸

欧亚旋覆花（*Inula britannica* L.）亦为菊科旋覆花属多年生草本植物，形态与旋覆花相近，叶基较宽，半抱茎。

线叶旋覆花（*Inula linariifolia* Turcz.）亦为菊科旋覆花属多年生草本植物，其叶狭披针形，基部渐狭，边缘反卷，头状花序较小，序径 1.5~2.5 厘米。花期 7—9 月，果期 8—10 月。

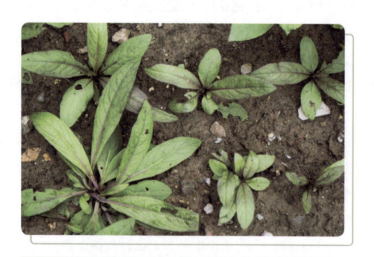

▶ 图 54-5　旋覆苗，绿叶赤脉

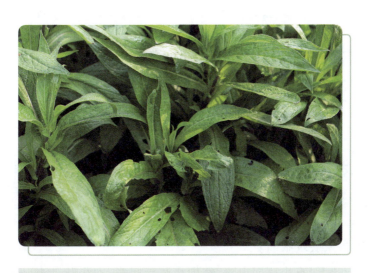

▶ 图 54-6　苗壮的旋覆花,红秆绿叶

　　中药旋覆花以旋覆花和欧亚旋覆花的头状花序入药,夏、秋二季开花时采收,干燥。

　　中药金沸草以旋覆花和线叶旋覆花的地上部分入药,夏、秋二季采割,晒干。

55

鳢肠:夏至采旱莲

"泽兰渐被径,芙蓉始发池。未厌青春好,已睹朱明移。"(谢灵运《游南亭》)

水泽边,兰草成片长出,淹没芳径,嫩嫩的荷叶撑开绿伞。春天悄悄走了,夏日的景象展现眼前。

嫩嫩荷叶下,有小草探出头,红梗小苗簇拥着。(图55-1、图55-2)

长夏季节,湿热氤氲,旱莲草也茁壮起来,小河边溪流旁,枝丫间绽开朵朵白色莲花。

与水莲花一样,白英落尽便结圆圆的绿色莲蓬,熟透的旱莲种子也呈黑色。由此得旱莲之名。

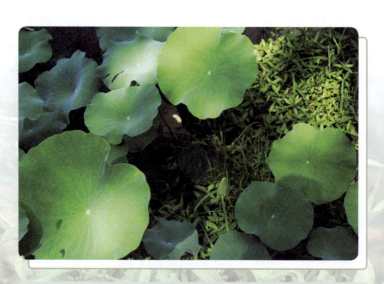

▶ 图 55-1　水湿中,旱莲苗生在荷叶下

旱莲茎叶皆糙涩碍手,拔断的赤茎清水淋漓,但就像变魔术般,很快清汁变黑,断端如同着墨。把绿油油的叶子揉搓一下,马上也变成黑色,原来它一肚子墨水,俗呼墨菜、墨头草、鳢肠。(图55-3)

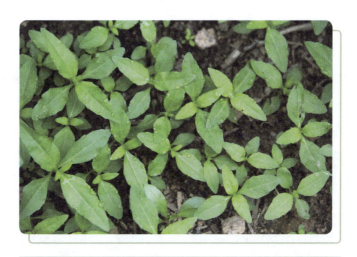

▶ 图 55-2　脆嫩带露的旱莲苗

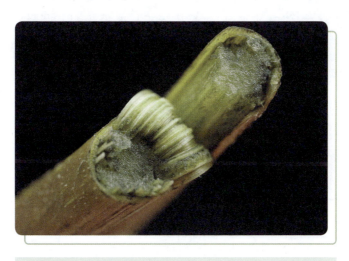

▶ 图 55-3　折断旱莲茎,断面迅速变黑

李时珍："鳢,乌鱼也,其肠亦乌。此草柔茎,断之有墨汁出,故名。俗呼墨菜是也。"

旱莲草诸名,源于其形其色。

《新修本草》："鳢肠,味甘、酸,平,无毒。主血痢。针灸疮发,洪血不可止者,敷之立已。汁涂发眉,生速而繁。生下湿地。"

旱莲之用,取其形、其色、其所生之地。旱莲茎叶糙涩碍手,有涩象能收敛。其茎赤如血,多汁色黑。黑属水,水能胜火,故止血,且止针灸火热之疮出血。色黑又生于下湿之地,入下焦,止下部出血,故治血痢。生于下湿之地,又可去湿利尿,故《日华子诸家本草》谓其通小肠。

汁黑,应北方、下焦、肝肾,黑汁补肝肾之阴,内服治头晕目眩,须发早白。李时珍："乌髭发,益肾阴。"

故方士夏至采旱莲,冬至采女贞,共丸,名曰二至丸。

后世发挥,止下部出血,如尿血、便血、崩漏。鲜品捣烂或干末外敷,可止外伤出血。

鳢肠［*Eclipta prostrata* (L.) L.］,又名墨旱莲、旱莲草,为菊科鳢肠属一年生草本。茎直立,斜升或平卧,被贴生糙毛。叶对生,长圆状披针形或披针形。头状花序有细花序梗;总苞球状钟形,总苞片绿色,外围的雌花2层,舌状,中央的两性花多数,花冠管状,白色。瘦果暗褐色,表面有小瘤状突起。花期6—9月。(图55-4、图55-5、图55-6)

墨旱莲主产于全国各省,生于河边、田边或路旁。

中药墨旱莲以鳢肠地上部分入药,夏季茎叶旺盛时采收。

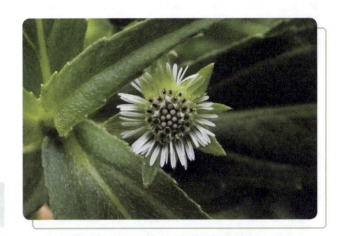

▶ 图 55-4　旱莲草叶间,有朵白莲花

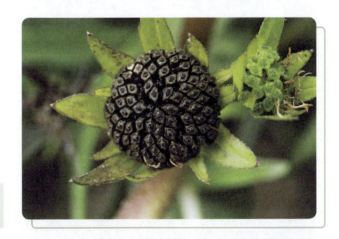

▶ 图 55-5　旱莲草果子,像葵花结子

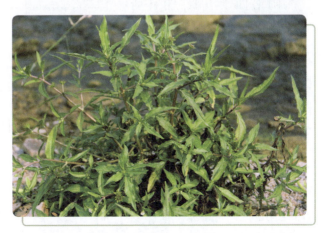

▶ 图 55-6　河水边的旱莲草

56

女贞：冬至采女贞

天地万物源于水，是中国人的宇宙观。

楚简《老子·太一生水》："太一生水，水反辅太一，是以成天。天反辅太一，是以成地。天地［复相辅］也，是以成晦明。晦明复相辅也，是以成阴阳。阴阳复相辅也，是以成四时。四时复相辅也，是以成冷热。冷热复相辅也，是以成湿燥。湿燥复相辅也，成岁而止。"这段文字后世变为"道生一，一生二，二生三，三生万物"。

太一藏于水，行于时，才有一岁四季，年复一年的变化。《灵枢》太一移宫："太一常以冬至之日，居叶[①]蛰之宫四十六日，明日居天留四十六日，明日居仓门四十六日，明日居阴洛四十五日，明日居上天四十六日，明日居玄委四十六日，明日居仓果四十六日，明日居新洛四十五日，明日复居叶蛰之宫，曰冬至矣。"（图56-1）

阴 立 洛 巽 夏	上 夏 天 离 至	玄 坤 立 委 秋
仓 春 门 震 分	中 摇 招 央	仓 秋 果 兑 分
天 艮 立 留 春	叶 坎 冬 蛰 至	新 乾 立 洛 冬

▶ 图 56-1 《灵枢》太一行九宫

---

① 叶：古"协"字。

太一冬至之日入住坎宫(叶蛰),转一圈,来年冬至又回到坎宫,终而复始,无有已时。

太一周行是可以看到的,那就是斗转星移。北斗七星呈杓状,杓柄东指,天下皆春,杓柄南指,天下皆夏,杓柄西指,天下皆秋,杓柄北至,天下皆冬。

冬至日,杓柄指向正北坎宫。太一水位坎方,为生生之源,助肾水天癸。女贞为水令之精,故古有冬至日采女贞。

女贞,又名贞木、冬青、蜡树。此木振柯凌风,负霜葱翠,故以贞女状之,以冬青名之。可放养蜡虫,又名白蜡树、青蜡树。

李时珍:"《典术》云:女贞木乃少阴之精,故冬不落叶,观此,则其益肾之功,尤可推矣。"

足少阴肾应冬令,故曰女贞为少阴之精,而补肾。

《神农本草经》:"女贞实,味苦,平。主补中,安五脏,养精神,除百疾。久服肥健,轻身不老。"

女贞如松柏,凌冬不凋,有长生之象,故有补养长生之功。

女贞实,形如豆,先青后紫黑(图56-2)。经霜冻,至冬至时,果实赤紫,苦去甘来,色味皆如红豆沙。其形如豆其色黑,故入下焦肝肾。(图56-3)

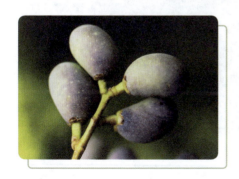

▶ 图56-2　女贞子,形如豆

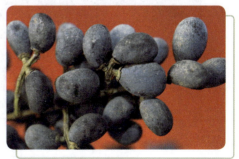

▶ 图56-3　冬至后,女贞子色紫黑,苦少甘多

治虚损百病,用黑色的桑椹汁或墨旱莲汁和服。冬至采女贞,夏至采旱莲,两者相配,即有名的二至丸,可强阴、健腰膝、变白发、明目。女贞冬不落叶,气禀寒凉,故后世认为有凉血泻火之功。

女贞(*Ligustrum lucidum* W. T. Aiton)为木犀科灌木或乔木。叶片常绿色,革质,卵形、长卵形。圆锥花序顶生。花无梗或近无梗,花冠长 4~5 毫米,白色。果肾形或近肾形,长 7~8 毫米,径 4~6 毫米,深蓝黑色,成熟时呈黑色,被白粉。花期 5—7 月,果期 7 月至翌年 5 月。(图 56-4、图 56-5、图 56-6)

女贞野生资源分布于长江以南至华南、西南各省区,向西北分布至陕西、甘肃等地,生于常绿的疏、密林中。

中药女贞子以女贞成熟果实入药,冬季采收。

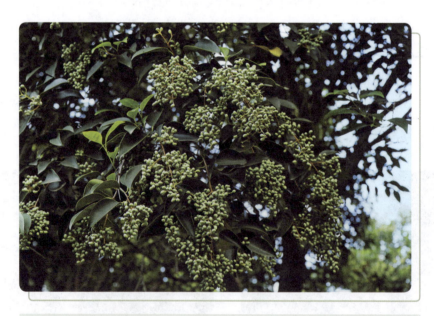

▶ 图 56-4　女贞结子

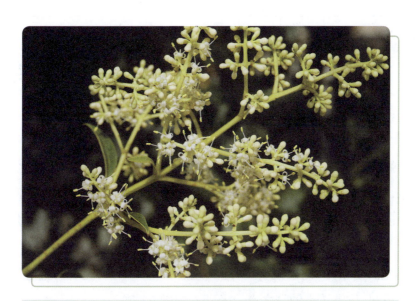

▶ 图 56-5　女贞花,银花金蕊,香气袭人

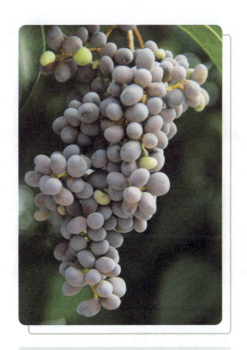

▶ 图 56-6　硕果累累,好似葡萄

57

连翘：虚茎长枝翘摇，金钟玉铎传音

连翘，又名连、异翘、旱莲子、三廉等，多生于山阴，于悬崖峭壁之上，长枝柔条，交错连缀，密集丛生。其枝脆而中空，连翘丛宛如脉络纵横。

山阴的悬崖峭壁上，连翘丛或被人辟为蹊径，或被人钻为隧道。想起夏日的野外故事，一行人钻过连翘隧道，大雨滂沱中，都成了湿人。

连翘散生植株，则柔枝垂曳，迎风翘摇。花开时节，宛若吊钟悬铎。呼呼山谷风起，仿佛传来钟吕之音。(图 57-1、图 57-2)

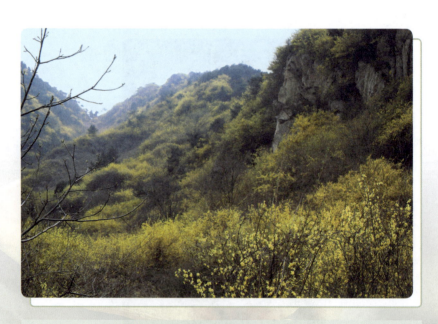

▶ 图 57-1　暮春时节，山谷开满金黄的连翘花

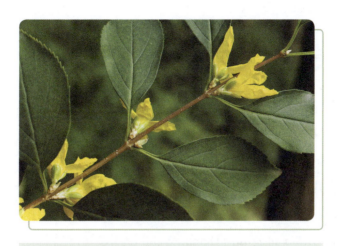

▶ 图57-2 十月小阳春,连翘又开花

《本草图经》:"叶青黄而狭长,如榆叶、水苏辈,茎赤色,高三四尺许,花黄可爱,秋结实似莲,作房,翘出众草,以此得名,根黄如蒿根。"

连翘叶青黄,如榆叶,茎赤色,脆而中空。花黄,秋结实似莲房,熟则炸裂,果仁辛香(图57-3)。陶弘景:"处处有,今用茎连花、实也。"连翘茎、花和果实,均可入药。

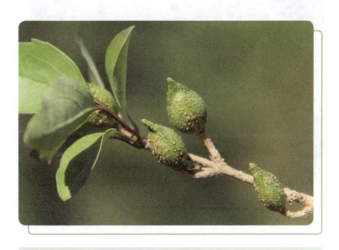

▶ 图57-3 连翘结果,上有沙点

《神农本草经》："味苦，平。主寒热鼠瘘瘰疬，痈肿恶疮瘿瘤，结热蛊毒。一名异翘，一名兰华，一名折根，一名轵，一名三廉。"

其茎中空，能通利，果实熟则炸裂，有破散之性，故治寒热鼠瘘瘰疬，恶疮瘿瘤，痈肿结块及热气结聚之疾。因经脉阻塞，瘀结化热，热盛肉腐而疮成，故初则取其茎空通利如经脉之象为功，用其茎、花、实。

连翘为疮家要药，后世将其果实之象与心及疮疡比类。李时珍："连翘状似人心，两片合成，其中有仁甚香，乃少阴心经、厥阴包络气分主药也。诸痛痒疮皆属心火，故为十二经疮家圣药。"

连翘[*Forsythia suspensa* (Thunb.) Vahl.]为木犀科连翘属落叶灌木。枝开展或下垂，小枝土黄色或灰褐色，节间中空，节部具实心髓。叶通常为单叶，或 3 裂至三出复叶，叶片卵形、宽卵形至椭圆形；花先于叶开放；花萼绿色；花冠黄色；果卵球形、卵状椭圆形或长椭圆形，长 1.2~2.5 厘米，宽 0.6~1.2 厘米，先端喙状渐尖，表面疏生皮孔。花期 3—4 月，果期 7—9 月。（图 57-4、图 57-5、图 57-6）

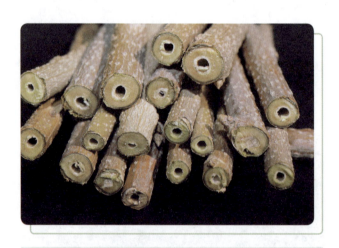

▶ 图 57-4　连翘茎中空

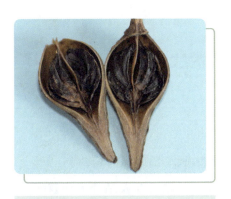

▶ 图 57-5　连翘种仁

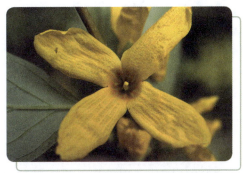

▶ 图 57-6　连翘花

连翘产于河北、山西、山东等地，生于山坡灌丛、林下或草丛中。各地亦有栽培作观赏或药用。

中药连翘以连翘的果实入药（图 57-7）。白露前采收初熟的青绿果实，蒸透，晒干，尚带绿色，称"青翘"；寒露前采熟透开裂的果实，除去种子及杂质，称"老翘"，其种子称"连翘心"。

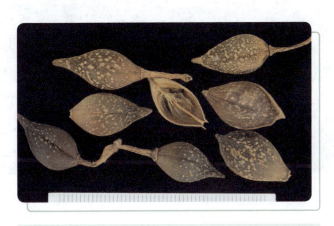

▶ 图 57-7　连翘药材

58

冬凌草:紫气氤氲含芬,冰凌凝结吐华

"绿萝结高林,蒙茏盖一山。"(郭璞《游仙诗十九首 其三》)

尖顶曰山,平顶曰崮。崮山植物种类繁多,常三五人结伴入山探秘寻宝,多有惊喜。(图 58-1)

崮山后丛林中,有山丹、北柴胡、条叶岩风、挂金灯、旋蒴苣苔、草瑞香等,杠柳粗藤在林下蔓延,就势上坡缠在参天古木上,罗网一般,大有仙境之感。

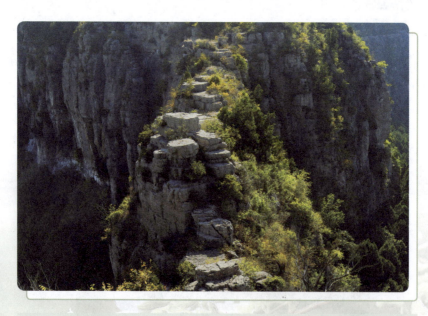

▶ 图 58-1　崮山

半山腰,遇到一种草,像藿香、香茶菜,队长说都不是。几年前,队长曾经在另一岗山见过,未见其春华秋实,不能确认为何种芳草。现尚未开花,去掉枝叶种在百草园,好好观察。

翌年,从它发芽到结子,队长每天来看。和藿香、香茶菜比,这叶子皱褶多些,形状尖些,全株蕴含紫气,茎紫、枝紫、花也紫。捻碎叶子散出浓浓的香气,炒葱一样,像荆芥的味道,只是淡些,尝一尝它的叶子,味道很苦。后来队长叫出了它的名字,碎米桠、冬凌草、冰凌草、六月令、破血丹、山荏、山香草、雪花草、野藿香。(图58-2)

原来是山东植物新记录,还不曾有人发现它在齐鲁大地的踪迹。它的亲戚住在向阳处,而它在岗山之阴,林荫之下。

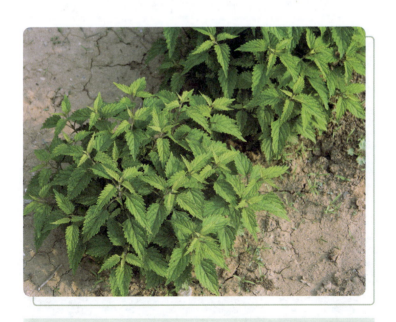

▶ 图58-2 冬凌草,是小灌木

　　它香气四溢,形似藿香,名山香草、野藿香,生山中,如荏(白苏)而形小,得名山荏。所谓大红大紫,红得发紫,紫红为同类,色紫入血,气香而散血活血,名破血丹,治癥瘕积聚。香散通闭,治喉痹,风湿痹痛。夏秋茎叶繁盛时,是采收它入药的季节。

　　为何又有冬凌草、冰凌草、雪花草、六月令之名?

　　仲冬时节,百草园一片凋零景象,菘蓝苗子绿油油的,很是醒目,掐点尚可作药膳之用。猛然起身,见不远处有一片白花开放。就近看时,很像白色堇菜花。怎么可能呢,在这个时节。仔细看了,矮矮的一列七八株,全都开花了。有的长在较低的枝子上,有的长在稍高的梗子上,低处的一梗一花,近十朵,高处的一花独秀,花型不规则,一摸,"原来是冰花",仔细看了小标牌,"冬凌草"! 名字来历也在此刻顿然冰释,冬日里结冰凌的草。冬行夏令,绽吐芳华,名六月令,虽然花是假的。真没想到古人对植物的观察是这样仔细。(图58-3)

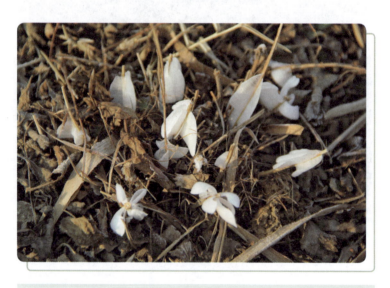

▶ 图58-3　冬日里,冬凌草开出冰凌花

它太像草,其实是树。我们误认为它是草,秋后把它的地上部分割掉了。园子里的荏子太矮,不知山里的冬凌草,全株结满冰凌花,是怎样一种晶莹的美。

碎米桠[*Isodon rubescens* (Hemsl.) H. Hara]又名冬凌草,为唇形科香茶菜属小灌木,高(0.3)0.5~1(1.2)米;根茎木质,有长纤维状须根。茎直立,皮层纵向剥落,冬季寒冷季节常于次日清晨于茎基部析出白色透亮的冰凌。茎叶对生,卵圆形或菱状卵圆形,具疏齿,疏被小疏柔毛及腺点。聚伞花序3~7花,花萼钟形,微呈3/2式二唇形。花冠长约7毫米,基部上方浅囊状突起。小坚果倒卵状三棱形,淡褐色,无毛。花期7—10月,果期8—11月。(图58-4)

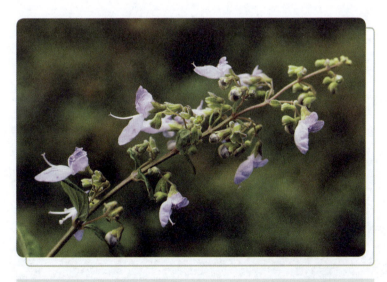

▶ 图58-4　冬凌草开花

冬凌草产于湖北、四川、贵州等地,生于山坡、灌木丛、林地、砾石地及路边。

中药冬凌草以碎米桠的地上部分入药,夏、秋二季茎叶旺盛时采收。

59

山茱萸：遥知兄弟登高处

东海之上有仙山，山在云蒸霞蔚间。(图 59-1)

郁郁涧下松，离离壁上草，上清宫道观就在绿树掩映里。一路上，巨石林立，石上或镌老子《道德经》，或刻李白游仙诗。丘处机曾在此修炼，石上留有青辞。

茶树青芽新发，展旗带雨，仿佛山中云丝雾线，都是飘荡的茶香气。

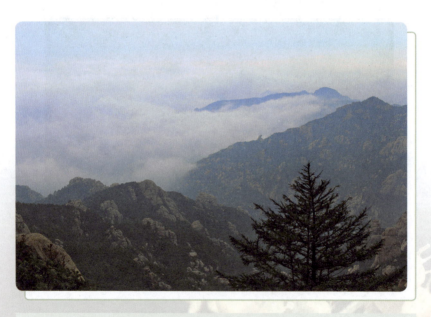

▶ 图 59-1　仙山之巅望大海

怎么越走气味越臭呢？是汽车尾气的味道。深山中有此味，定是山茱萸。仔细寻找，果然是它，就在不远处。它绿色的果子三五个一簇，状如鸡足。就近闻闻叶子和果实，反而没那么臭了，好似入鲍鱼之肆，久而不闻其臭。摘个果子尝尝，酸酸涩涩的。(图59-2、图59-3)

《本草图经》："山茱萸，生汉中山谷及琅琊、冤句、东海承县，今海州亦有之。木高丈余，叶似榆，花白。子初熟未干，赤色，似胡颓子，有核，亦可啖。既干，皮甚薄。"

秋天随着果实变红涩味稍减，早冬季节果实完全成熟后，涩少甘多。山茱萸去核以后，肉很少，看上去只有一层红皮，故又名枣皮。山茱萸果状如鸡足，又名鸡足。果实一名魀实。魀，小儿鬼。(图59-4)

《神农本草经》："味酸，平。主心下邪气，寒热，温中，逐寒湿痹，去三虫。久服轻身。一名蜀枣。"

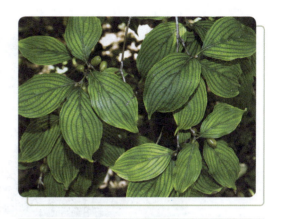

▶ 图59-2　山茱萸，散发臭气

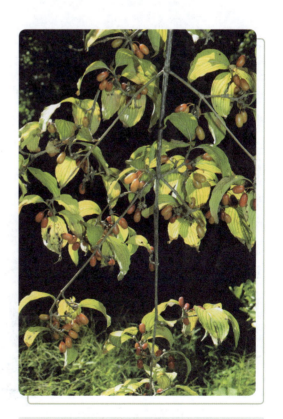

▶ 图59-3　秋日果实累累压枝

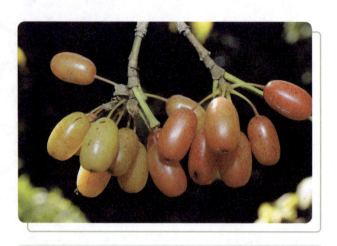

▶ 图59-4　果实变黄变赤

　　《名医别录》载山茱萸："微温，无毒。主肠胃风邪，寒热疝瘕，头风，风气去来，鼻塞，目黄，耳聋，面疱，温中下气，出汗，强阴益精，安五脏，通九窍，止小便利。明目，强力长年。一名鸡足，一名魃实。"

　　黑红二色、香臭二气可以驱邪。山茱萸的果子、叶子在秋天鲜红耀眼，山茱萸树散发强烈的臭味。山茱萸可驱除邪祟，用于突然发作的心下疼痛，畏寒高热等来势急骤、原因不明的疾病，去邪气，安五脏。治肠胃风邪，寒热疝瘕，头风，风气去来。其味甘酸，生津收敛，止小便多、遗尿。

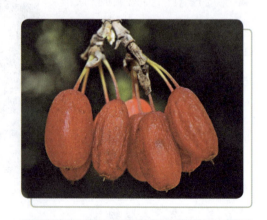

　　《本经逢原》："滑则气脱，涩以收之，山茱萸止小便利，秘精气，取其酸涩以收滑也。"山茱萸秘精气，是补肾药六味地黄丸中的一味。

　　秋日里，山茱萸的果子彤红，叶子也像丹砂染过。（图59-5）

▶ 图59-5　山茱萸成熟，若涂丹

佩戴山茱萸可辟邪气。陕西盛产山茱萸,重阳登高,王维身在长安,想念华山以东家乡,故而叹曰:"独在异乡为异客,每逢佳节倍思亲。遥知兄弟登高处,遍插茱萸少一人。"

山茱萸(*Cornus officinalis* Siebold & Zucc.)为山茱萸科落叶灌木,高 4~10 米;树皮灰褐色。叶对生,纸质,卵状披针形或卵状椭圆形,全缘,中脉在上面明显,下面凸起,侧脉 6~7 对,弓形内弯。伞形花序生于枝侧,花瓣 4,黄色,向外反卷;雄蕊 4;子房下位。核果长椭圆形,成熟后红色至紫红色;核骨质。花期 3—4 月,果期 9—10 月。(图 59-6)

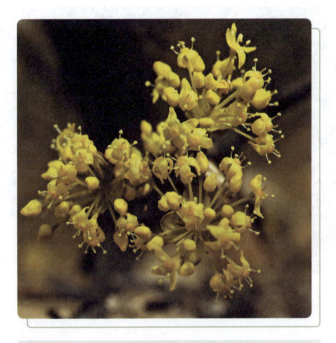

▶ 图 59-6 山茱萸花,散乱细碎如金沙

山茱萸产于山西、陕西、甘肃等地,生于林缘或森林中。各地亦有栽培作观赏或药用。

中药山茱萸以山茱萸的果肉入药,秋季果实成熟时采收。

60

槐：槐者，虚星之精

马山西侧，新修的宽阔柏油马路上，矗立着一棵巨大的槐树。槐树正北，有荒芜的旧建筑，屋顶衰草满布。(图 60-1)

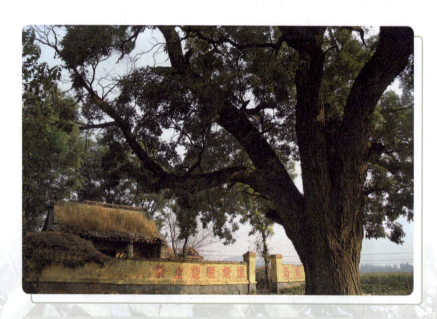

▶ 图 60-1　古槐古殿

近看才发现它的精致与凄美。条石廊柱撑起前檐，檐下东窗上面还留有清晰的彩绘，人物戴着宋朝的官帽。

屋里得见房顶的木石巧构，墙壁的斑驳。虽后门已被封闭，亦可知曾是宫观群的一隅。

老槐树在朝代更迭的香火中慢慢长大，传统被冲撞碾压的时候，它也开始枝枯干漏。

《说文解字》："槐，木也。从木，鬼声。"段玉裁注："守宫槐，叶昼聂宵炕。"

槐有叶昼合夜开者，名守宫，阴气独胜，而鬼为阴之灵，故从鬼。槐实涩滑，不易干燥，色黄易染。直接将棉织物与槐实捣成涩滑，即成黄色。槐树又名玉树，所谓玉树临风，即指槐树。(图60-2)

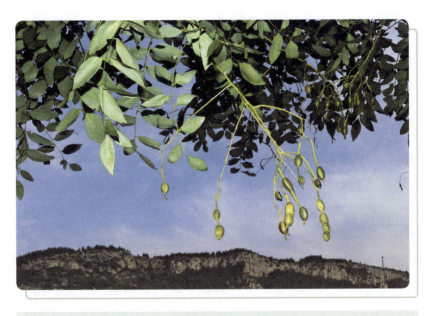

▶ 图 60-2　傍晚的东山下，槐叶槐实

《证类本草》："《太清草木方》：槐者，虚星之精，以十月上巳日采子服之。去百病，长生通神。"

唐慎微："葛洪著扁鹊明目使发不落方：十月上巳日，取槐子去皮，纳新罂中，封口三七日，初服一枚，再二枚，至十日十枚，还从一枚始，大良。"

虚星为北方七宿之一,位于正北坎卦子时之位,纯阴属水,与肾相应,故明目固发,去百病,长生通神。槐为虚星之精,故应北方,性寒冷。

《神农本草经》:"槐实,味苦,寒。主五内邪气热,止涎唾,补绝伤,五痔,火疮,妇人乳瘕,子脏急痛。"

因槐神异,纯阴属水,故补肾续绝伤,止涎唾,主五内邪气热。

黄宫绣:"以其气皆纯阴,为凉血要药,故能除一切热,散一切结,清一切火也。"

北方水位与人体下部相应,故主五痔,火疮,妇人乳瘕,子脏急痛。乳瘕,生产后小腹包块,与子脏急痛关联。

《本经逢原》:"槐者虚星之精,益肾清火,与黄柏同类异治。"陈藏器:"槐实本功外,杀虫去风。"

阴处与人体下部阴处感应,治阴疮和湿痒,用槐树北面不见日者处一大握,水煮外洗。

槐花,亦是染料。《本草衍义》:"槐花,今染家亦用。收时折其未开花,煮一沸,出之釜中,有所澄下稠黄滓,渗漉为饼,染色更鲜明。"槐花苦味独胜,泻热泻火,禀虚星之气,仍治下部崩中漏下,五痔。而质轻,与风相应,又治肠风泻血,走表治皮肤风热,走上治失音喉痹,吐血衄血。

有名的槐角丸和槐花散,就是治痔瘘、肠风下血的。

槐[*Styphnolobium japonica* (L.) Schott]为豆科槐属高大乔木,树皮灰褐色,当年生枝绿色,无毛。奇数一回羽状复叶,小叶 4~7 对,对生或近互生,卵状披针形或卵状长圆形,圆锥花序顶生,花萼浅钟状,合生萼,萼齿 5,近等大;花冠蝶形,白色或淡黄色。荚果串珠状,种子间缢缩不明显,种子排列较紧密,具肉质果皮,成熟后不开裂。花期 7—8 月,果期 8—10 月。(图 60-3、图 60-4、图 60-5、图 60-6)

槐原产于中国北部,现南北各省区广泛栽培。

中药槐花以槐的干燥花及花蕾入药。夏季花开放或花蕾形成时采收,

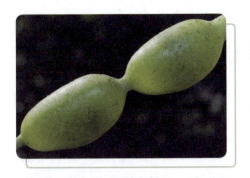

▶ 图 60-3　晶莹的槐角,隐约看到种子

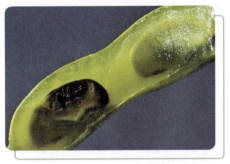

▶ 图 60-4　剖开槐角,满是苦苦的汁液

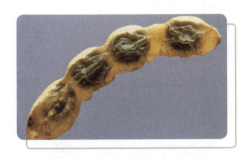

▶ 图 60-5　成熟的槐角

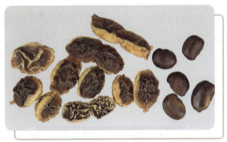

▶ 图 60-6　槐角和种子

前者习称"槐花",后者习称"槐米"。(图 60-7)

　　中药槐角以槐成熟果实入药。秋、冬二季采收。

　　另有刺槐(*Robinia pseudoacacia* L.)为豆科刺槐属植物。有人用它的花代替槐花,实属误用。刺槐花甘,槐花苦,性味有别,功效不同。

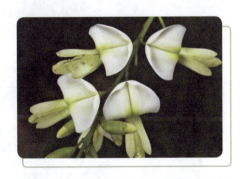

▶ 图 60-7　槐花

61

合欢：合昏暮卷，莫荚晨生

时在六月，一行人从长清张夏，过纸坊河，沿山间路向泰山行进。烟岚霞峰，苍雾碧水，景色如画卷秀美。遥望山脊，逶迤连贯，分明是人工垒成。"长城？"

"岱宗夫如何？齐鲁青未了。造化钟神秀，阴阳割昏晓。荡胸生曾云，决眦入归鸟。会当凌绝顶，一览众山小。"（杜甫《望岳》）

齐长城西起长清的黄河防口，东至黄海之滨的黄岛海边。它在泰山北麓的山岭间蜿蜒，长城之阳为鲁，长城之阴为齐。

望长城南北，草木葱茏，繁花似锦。岭上松柏挺立，墙下玉竹葳蕤。平坦处，一棵大树玉立风中，身姿英飒（图61-1）。匆匆赶到跟前，队长："合欢。"

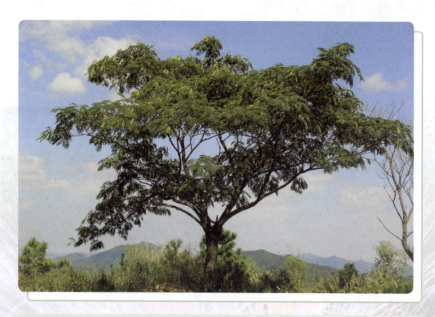

▶ 图 61-1　山上合欢

《本草图经》："木似梧桐，枝甚柔弱。叶似皂荚、槐等，极细而繁密，互相交结。每一风来，辄似相解了，不相牵缀。其叶至暮而合，故一名合昏。五月花发，红白色，瓣上若丝茸，然至秋而实作荚，子极薄细。采皮及叶用，不拘时月。"

南朝梁陆倕《新刻漏铭》："合昏暮卷，蓂荚晨生。"杜甫《佳人》："合昏尚知时，鸳鸯不独宿。"

《本草衍义》："合欢花，其色如今之醮晕线，上半白，下半肉红，散垂如丝，为花之异。其绿叶至夜则合，又谓之夜合花。"（图61-2）

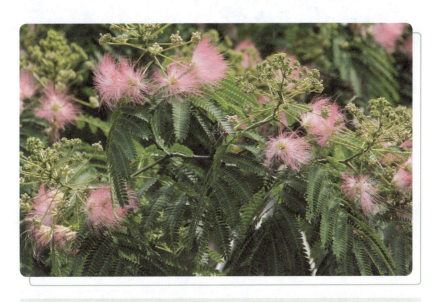

▶ 图61-2　合欢开花，一树粉绒

阳消阴长，合欢叶夜间成对相合，阳长阴消，白昼又渐分离，故又名夜合、合昏。合欢花蕊细长，飘散如丝，色粉红，因名绒花树。可以想象，五月温和的风，拂上合欢，清香之气，沁人心脾，郁结之气涣然而散，故合欢一名蠲忿。（图61-3）

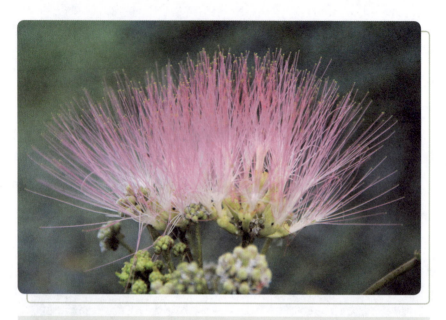

▶ 图 61-3　合欢花香袭人

苏颂:"崔豹《古今注》曰:欲蠲人之忧,则赠以丹棘,丹棘一名忘忧。欲蠲人之忿,则赠之青裳,青裳,合欢也。"

植之庭除,使人不忿,故嵇康《养生论》:"合欢蠲忿。萱草忘忧。"

《神农本草经》载合欢:"味甘,平。主安五脏,利心志,令人欢乐无忧。久服轻身明目,得所欲。"

树叶至暮即合,阳开阴合,为阴阳之正,是为和合。(图 61-4)所谓"阴平阳秘,精神乃治"。《黄帝内经》曰:心为君主之官,心动则五脏六腑皆摇,安五脏,重在安心。心在志为喜,欢乐无忧则心安。

《日华子诸家本草》:"合欢皮,杀虫,煎膏消痈肿,并续筋骨。叶可洗衣垢。"

诸痛痒疮,皆属于心。心和则痈疮诸患为之自释,故用其煎膏,消痈肿,续筋骨。

阳入于阴则寐,阳出于阴则寤。《灵枢·卫气行》:"阳主昼,阴主夜。故

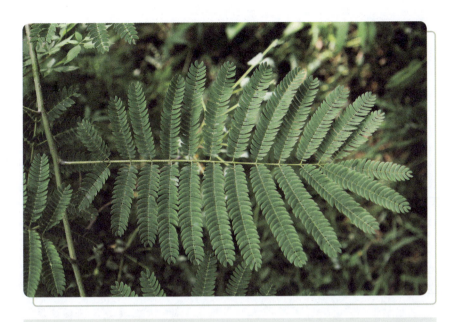

▶ 图 61-4　合欢树叶，昼开暮合

卫气之行，一日一夜五十周于身，昼日行于阳二十五周，夜行于阴二十五周，周于五脏。是故平旦阴尽，阳气出于目。"合欢阳开阴合，有卫气出则寤入则寐之象，故为安眠良药。

合欢（*Albizia julibrissin* Durazz.）为豆科落叶乔木，树冠开展。二回羽状复叶，羽片 4~12（20）对，小叶 10~30 对，线形至长圆形，向上偏斜。头状花序于枝顶排成圆锥花序；花粉红色；花萼管状，长 3 毫米；花冠长 8 毫米，裂片三角形；花丝长 2.5 厘米。荚果带状，嫩荚有柔毛，老荚无毛。花期 6—7月，果期 8—10 月。（图 61-5、图 61-6）

合欢产于我国东北至华南及西南部各省区，生于山坡或栽培。

中药合欢皮以合欢的树皮入药，夏、秋二季剥取。

中药合欢花以合欢的干燥花序或花蕾入药，前者称合欢花，后者称合欢米。

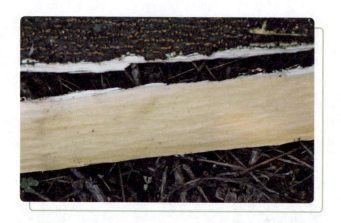

▶ 图 61-5　合欢树皮

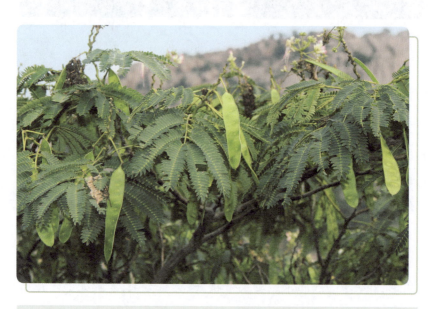

▶ 图 61-6　合欢果实,像扁豆

62

枳椇：南山有枸，是为拐枣

《诗经·南山有台》："南山有栲，北山有杻……南山有枸，北山有楰。"

拾级而上，听着淙淙的溪水声，向青峰缓缓而行，长长的古道，长满蕨草和青苔。明霞洞道观就在眼前，已经看见那古老的银杏树、苍翠的山茶。道观外，最挺拔的，是一棵棵繁茂的北枳椇。（图62-1）

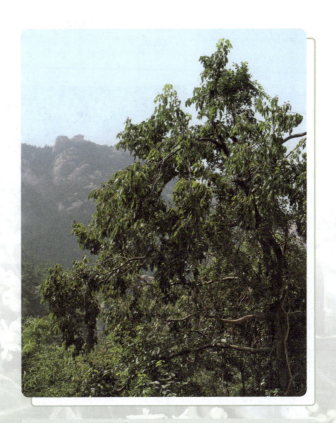

▶ 图62-1　山中高大的北枳椇，枝干扭曲

大风吹落的枝子上,有一穗穗的绿果子,弯弯曲曲,顶上还有小圆球。

圆球是果实,弯曲的是膨大的果柄,果柄还会继续膨大。尝尝果柄,已经饱含汁液,甘甜如蜜。(图62-2)

枳椇,又名蜜枳椇、木蜜、木饧、木珊瑚、鸡距子、鸡爪子、金钩木、鸡爪梨、甜半夜等。

李时珍:"枳椇,又作枳枸,皆屈曲不伸之意。此树多枝而曲,其子亦卷曲,故以名之。曰蜜曰饧,因其味也。曰珊瑚、曰鸡距、曰鸡爪,象其形也。"

枳椇为鼠李科高大乔木,和枣树、酸枣是近亲。枳椇果柄拐来拐去,又名拐枣。鼠李和枣树、酸枣树都生有长刺,拐枣的树上很光滑。

春风吹拂过,枳椇生出桑叶样的叶子,黄绿色的花朵渐次在枝端聚成伞形。(图62-3)

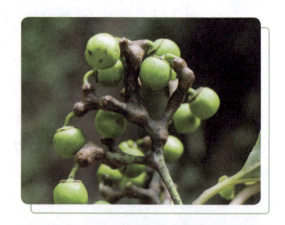

▶ 图62-2　北枳椇果子青绿,果柄正膨大生长

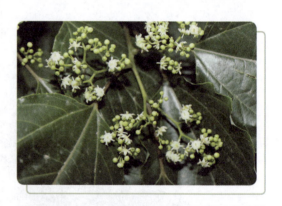

▶ 图62-3　北枳椇叶如桑,花刚刚开

果柄头顶圆球渐渐膨大,果柄越发膨大弯曲。萧瑟秋风里,它由绿变褐,汁液越发丰盈。朔风吹来,叶子和果穗纷纷坠落。

《本草图经》:"其木径尺,木名白石,叶如桑柘。其子作房似珊瑚,核在其端,人多食之。即《诗·小雅》所谓南山有枸是也。陆机云:枸,枳枸也。木似白杨,所在山中皆有,枝枸不直,啖之甘美如饴。八九月熟,谓之木蜜。

本从南方来,能败酒。"

枳椇果柄甘甜,枝叶煎煮成膏,亦如饧似蜜。果实味甘多汁,除热润燥。

枳椇首见于《新修本草》,"味甘,平,无毒。主头风,小腹拘急。一名木蜜。其木皮,温,无毒。主五痔,和五脏。以木为屋,屋中酒则味薄,此亦奇物。"

《本草拾遗》载檋:"止渴除烦,润五脏,利大小便,去膈上热。功用如蜜。树生南方,枝叶俱可啖,亦煎食如饴。"

北枳椇(*Hovenia dulcis* Thunb.)为鼠李科枳椇属乔木,高达 10 余米;小枝褐色或黑紫色。叶互生,卵圆形、宽矩圆形或椭圆状卵形,基出三脉。花黄绿色,排成不对称的顶生或腋生的聚伞圆锥花序;子房球形,上位。浆果状核果近球形,成熟时黑色;花序轴果时稍膨大;种子扁圆形,深栗色或黑紫色,具光泽。花期 5—7 月,果期 8—10 月。(图 62-4、图 62-5)

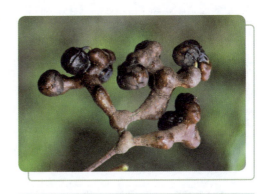

▶ 图 62-4 北枳椇如鸡爪子

北枳椇产于河北、山东、山西等地,生于山谷或林中。各地亦有栽培。

中药枳椇子为北枳椇或枳椇(*Hovenia acerba* Lindl.)的成熟种子,秋季果实成熟时采收。成熟的果序轴可食用。

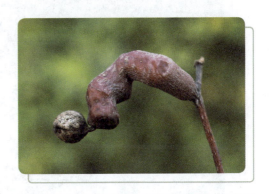

▶ 图 62-5 红红的果柄,比蜜还甜

63

松:修耸沐风,鳞皮溢膏

泰山岩岩,飘风发发。泰山高峻险阻,暴风呼呼啦啦。

宋玉《风赋》:"夫风生于地,起于青蘋之末,侵淫溪谷,盛怒于土囊之口,缘泰山之阿,舞于松柏之下,飘忽溯㵸,激飏熛怒,耾耾雷声。"

风从大地发生,在小小的萍草上刮起,渐入山谷,到山洞口就刮得猛烈,沿泰山的曲隅,在松柏下飞舞,迅速飘散,砰然作响,风势激荡,犹如烈火升腾,发出隆隆之声。

松风呼啸,又宛若海涛。松林中,雾气清香,仿佛听到嵇康弹奏《风入松》。

泰山之松,状如飘风,勃然耸然。(图 63-1)

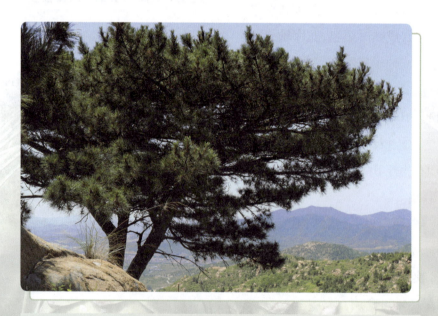

▶ 图 63-1 泰山松

李时珍："松树磥砢，修耸多节，其皮粗厚有鳞形，其叶后凋。二三月抽蕤生花，长四五寸，采其花蕊为松黄。结实状如猪心，叠成鳞砌，秋老则子长鳞裂。然叶有二针、三针、五针之别。"（图63-2、图63-3）

松树多脂，断其枝干则如熔蜡，破其根皮则如煎膏。（图63-4、图63-5）

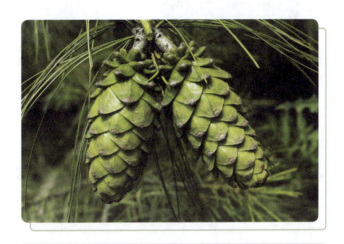

▶ 图 63-2　松塔

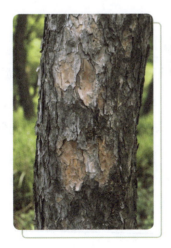

▶ 图 63-3　松皮像鱼鳞
　　层层脱落

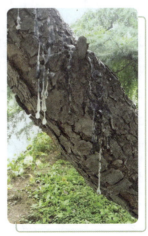

▶ 图 63-4　松脂流溢，
　　如泪滴下

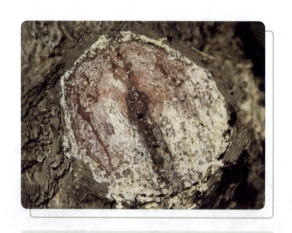

▶ 图 63-5　砍树得松脂

松柏皆有脂润,又凌冬不凋,理为佳物,服食多用。《名医别录》:"松脂生泰山山谷,六月采。"松脂,又名松膏、松肪、松胶、松香、沥青。

采炼松脂法,陶弘景:"以桑灰汁或酒煮软,挼纳寒水中数十过,白滑则可用。其有自流出者,乃胜于凿树及煮用膏也。"

《神农本草经》:"松脂,味苦,温。主疽,恶疮,头疡,白秃,疥瘙风气。安五脏,除热。久服,轻身,不老延年。一名松膏,一名松肪。"

松脂之用,取其质,取其气,取其皴皮流脂之象。

松多脂而寿,故久服轻身,不老延年。松脂补五脏之脂液,而能安五脏。

其树修耸多节,而其皮粗厚有鳞,皴裂如疥癣。松脂为松之精华,自皮内流出,若疮之流脓,故治痈疽恶疮,头疡白秃,疥癣风气,诸疮脓血。岁寒不凋,禀气寒凉,故能除热。

《本经逢原》:"松脂得风木坚劲之气,其津液流行皮干之中,积岁结成,芳香燥烈,允为方士辟谷延龄之上药……松节质坚气劲,久亦不朽,故筋骨间风湿诸病宜之。"

山火肆虐,百木成灰,松节如石,不惧火焚。松树倾倒,枝干腐烂,其节不朽,状若椎骨,故壮筋骨,祛风湿。(图63-6)

中药松脂为马尾松（*Pinus massoniana* Lamb.）或其同属植物树干中取得的油树脂，经蒸馏除去挥发油后的遗留物。（图 63-7）

中药松节为油松（*Pinus tabulieformis* Carrière）或马尾松的干燥瘤状节或分枝节。全年均可采收，锯取后阴干。

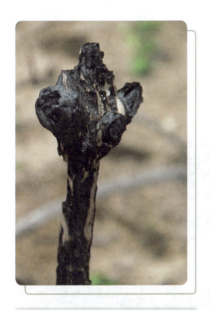

▶ 图 63-6　山火后，留下松节

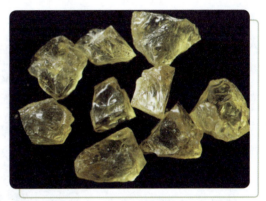

▶ 图 63-7　松香

64

石楠：花开迷人眼，闻香则思男

阳春三月，草木繁荣，经冬青翠的石楠，钻出紫红色新芽，旧叶在变红后零落。

初夏熏风拂过，枝端撑开新伞，摇摇晃晃中，花儿开了，像一树雪花。密集的花朵，金色的蕊丝，让人眼花缭乱。（图64-1）

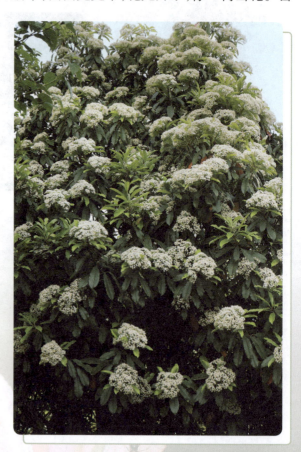

满园的浓香，都是男人的气味，石楠因而得名思男。这气味像椿树开花、像栗子树开花，散发类似精胺的物质。而白居易《石楠树》："春芽细炷千灯焰，夏蕊浓焚百和香。"（图64-2）

《本草图经》："生于石上，株极有高大者。江湖间出者，叶如枇杷叶，有小刺，凌冬不凋。春生白花成簇，秋结细红实。"

石楠，又名风药。李时珍："生于石间向阳之处，故名石南。桂阳呼为

▶ 图 64-1　石楠花开

风药,充茗及浸酒饮,能愈头风,故名。"

　　石楠生石上,禀坚硬之气,叶硬韧而多刺,如锯齿。茎赤似火,红芽如焰;冬不凋零,老成红颜。花白似琼玉,果赤如涂丹。(图64-3)

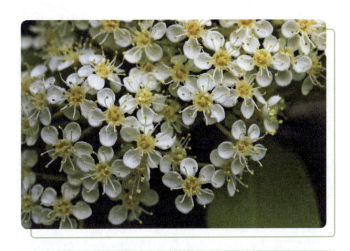

▶ 图64-2　如梅花攒集,散发男人气息

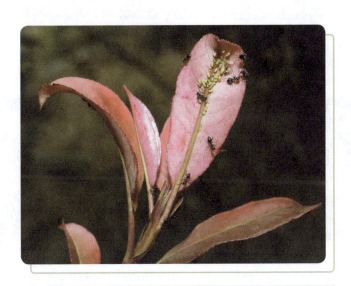

▶ 图64-3　红芽初发,蚂蚁吸食蜜虫含糖的排泄物

生命尽头,露出本色,死的石楠树整株变红。

《神农本草经》:"味辛、苦。主养肾气,内伤阴衰,利筋骨皮毛。实,杀蛊毒,破积聚,逐风痹。一名鬼目。"

《名医别录》:"平,有毒。疗脚弱,五脏邪气,除热。女子不可久服,令思男。"《药性论》:"能添肾气,治软脚,烦闷疼,杀虫,能逐诸风。"

石楠叶硬韧而多刺,能逐风邪,治风痹。风象应肝,肝主筋,故可强筋,治脚弱。前阴为宗筋之所聚,强筋即可强阴,治房劳内伤所致之阴痿,故曰主养肾气。石楠花香似男人精液气味,治阴痿,补肾气,令女子思男。能通能散,故能破积聚。石楠火色,可辟邪气,杀蛊毒而名鬼目。

石楠[*Photinia serratifolia* (Desf.) Kalkman]为蔷薇科石楠属常绿灌木或小乔木。高4~6米。枝灰褐色,无毛。叶片革质,互生,长椭圆形、长倒卵形或倒卵状椭圆形,边缘有疏生具腺细锯齿。复伞房花序顶生,花瓣白色,雄蕊20,花柱2,有时为3,基部合生,柱头头状。果实球形,红色,后成褐紫色;种子卵形,棕色,平滑。花期4—5月,果期10月。(图64-4、图64-5、图64-6)

石楠产于陕西、甘肃、河南等地,生于杂木林中。各地亦有栽培。

中药石楠叶以石楠的叶子入药,全年皆可采收。

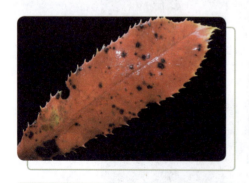

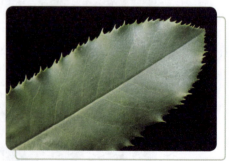

▶ 图64-4 石楠叶,初生和凋落前都是红色

▶ 图64-5 石楠叶,像把绿色锯子

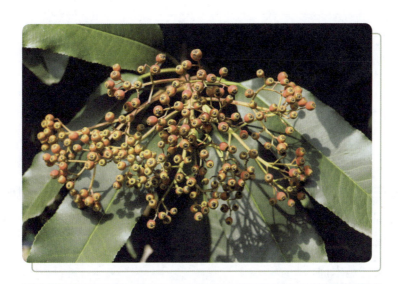

▶ 图 64-6　石楠果

65

木通：苦苦的藤上结黄瓜

海上仙山多幽处，今日探秘上清谷。

谷中藤罗密布，荫蔽天日。头顶上，葛藟似葡萄，蛇藤像卫矛；脚底下，薯蓣吐细花，刺蓼生齿牙。繁盛不过五叶藤，石上匍匐，树上缠绵。其老藤粗如井绳，新藤弱似春柳。(图 65-1)

队长："是木通。"

"如何通？"

说话间，队长使尽力气，拽断两根细藤。切开一看，断面辐射的纹理，像车轮一样。"皮下髓中这么多小孔！像海绵填充其中。"(图 65-2)

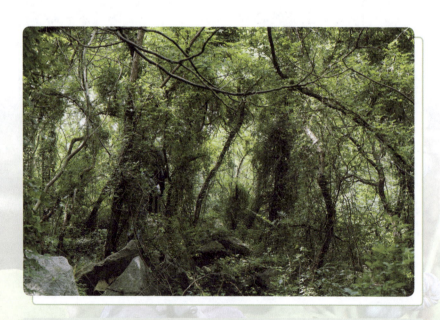

▶ 图 65-1　木通藤，或匍匐石上，或悬挂树上

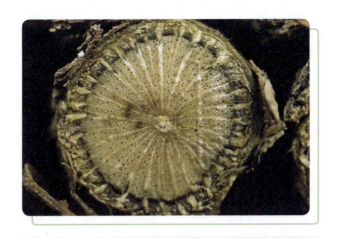

▶ 图 65-2　木通藤,密布小孔

陶弘景:"绕树藤生,汁白。茎有细孔,两头皆通。含一头吹之,则气出彼头者良。"

提起断藤一吹,藤中的水哗哗而下,果然两头皆通。

藤上结着成嘟噜的黄瓜,此时瓤白子褐。(图65-3)快来尝尝,"啊!苦。"

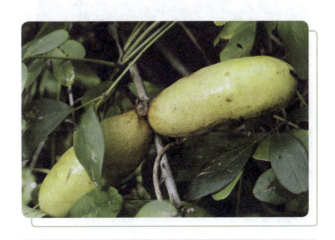

▶ 图 65-3　未成熟的木通果,像黄瓜

队长："秋天它似熟透的香蕉,瓤白籽黑,甜美。"

苏敬："*此物大者径三寸,每节有二三枝,枝头有五叶。其子长三四寸,核黑瓤白,食之甘美。*"

因其藤有细孔,两头皆通,故《神农本草经》名通草。有三叶者,有五叶者,其味苦不堪言,藤苦,叶苦,果实未成熟亦苦。

果实名八月札(炸)、山黄瓜、野香蕉,未成熟时皮绿瓤白,脆而多水,如黄瓜一般,但皮肉皆苦,北方人呼为山黄瓜;成熟时皮棕色,皮苦而果肉甘如饴,甜而多汁,南方人呼为野香蕉。

成熟后果皮炸开(图65-4),时在八月,故名八月札(炸),或因其皮裂开如铠甲上的叶片,得"札"之名。因其性迸发开裂,故治结块疙瘩、癥瘕积聚。秋气悲凉之际,若心气郁结,愁眉不展,请君饮一杯苦藤水,吃一个甜香蕉,相信苦瓜脸也会乐开花。

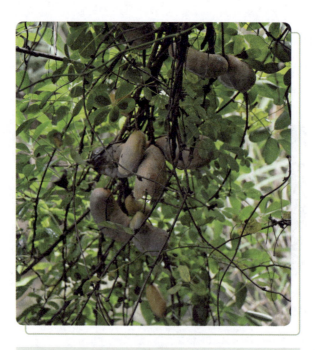

▶ 图65-4 秋天,木通果实炸开了

欢乐的木通藏在深山,世人以马兜铃科植物木通马兜铃(关木通)、毛茛科植物小木通(川木通)代替它,而将关木通的毒性归咎于木通。

《神农本草经》:"通草,味辛,平。主去恶虫,除脾胃寒热,通利九窍、血脉关节,令人不忘。一名附支。"

《名医别录》曰通草"疗脾疸"。《素问·奇病论》:"帝曰:有病口甘者,病名为何?何以得之?岐伯曰:此五气之溢也,名曰脾瘅。夫五味入口,藏于胃,脾为之行其精气,津液在脾,故令人口甘也;此肥美之所发也。此人必数食甘美而多肥也,肥者令人内热,甘者令人中满,故其气上溢,转为消渴。治之以兰,除陈气也。"脾瘅为内热中满,通草可通利除满。

木通,古名通草,今又有通草一药。

《本草崇原》:"木通,《本经》名通草,茎中有细孔,吹之两头皆通,故名通草。陈士良撰《食性本草》改为木通。今药中复有所谓通草,乃是古之通脱木也,与此不同。"

木通味大苦,不堪言,但中空性通,故能通利,可谓哪里不通通哪里。

如李时珍言:"上能通心清肺,治头痛,利九窍,下能泄湿热,利小便,通大肠,治遍身拘痛。"虫由湿热生,泄湿热故去恶虫。通心窍,令人远志不忘。

木通[*Akebia quinata* (Thunb.) Decne.]为木通科多年生落叶木质藤本。茎圆柱形,缠绕,掌状复叶通常有小叶 5 片;小叶纸质,倒卵形或倒卵状椭圆形。伞房花序式的总状花序腋生,疏花,基部有雌花 1~2 朵,以上 4~10 朵为雄花,花淡紫、暗紫色。果孪生或单生,长圆形或椭圆形,成熟时腹缝开裂;种子多数,着生于白色、多汁的果肉中。(图 65-5、图 65-6、图 65-7)

木通分布于安徽、福建、河南等地,生于山地灌木丛、林缘和沟谷中。

中药木通以木通、三叶木通[*Akebia trifoliata* (Thunb.) Koidz.]或白木通[*Akebia trifoliata* subsp. *australis* (Diels) T. Shimizu]的藤茎入药,秋季采收。

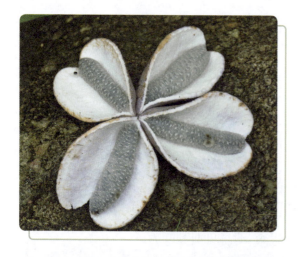

▶ 图 65-5　八月札,甜蜜多汁

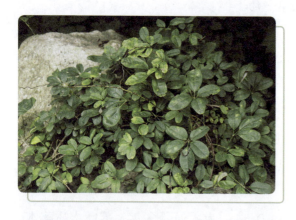

▶ 图 65-6　木通叶

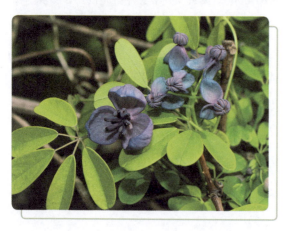

▶ 图 65-7　木通花,雌花内
　　有小细棒,未来的果子

66

通脱木：一枝一箸得芳心

云峰雨岫意缥缈，松竹林林风萧萧。江南美景，在江上烟波中，在岚下幽篁里。

阴秋江南之行，栉风又沐雨。

或雨毛飘忽拂面，或雨打芭蕉声急。乔木之下有蓖麻，大叶权且作伞用。（图66-1、图66-2）

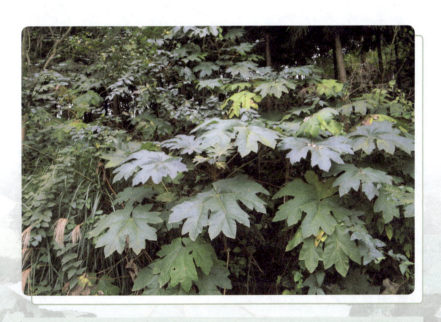

▶ 图 66-1　通脱木，叶大如伞

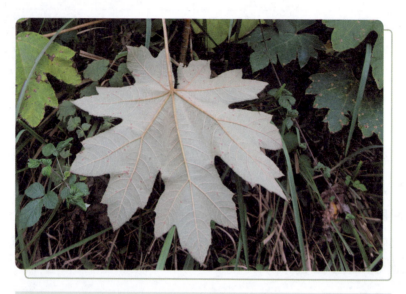

▶ 图 66-2 大叶阴面

"哎,这么像蓖麻?"

队长:"是通脱木,木心是中药通草。""木心坚硬,如何称草?"

说话间,队长折断一枝,露出树心。

"木心这么白、这么软呢。"

它以草名,实则为木。它是五加科的一员,叶大如伞,无枝无桠,玉立临风于乔木之下。所谓木心最硬,只因它青春永驻,故不若松柏坚,无有樟桂馥,它心柔软而洁白,轻虚而通透。

《本草图经》:"俗间所谓通草,乃通脱木也。此木生山侧,叶如蓖麻,心空中有瓤,轻白可爱,女工取以饰物。"

通脱木的白瓤,可以切成薄片,制作通草花等各种工艺品。

通脱木白瓤中藏,脱木得之,故名通脱。此枝折断虽时过旬余,队长用玻璃棒轻轻一捅,瞬间一截白瓤从另端迸出。(图 66-3)

一枝一箸便可赢得其芳心。曾经,女人将它掬于手,置于唇吻。其心

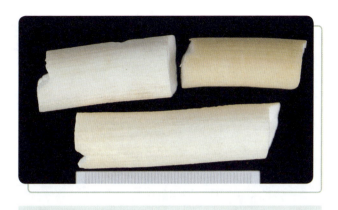

▶ 图 66-3　轻虚软白的通草,可以做通草花

可成薄片,名通草纸。多情者将它扎制成花,渲染上色,或将它诘屈成意中之物。

李杲:"通可以去滞,通草防己之属是也……通草甘淡,能助西方秋气下降,利小便,专泻气滞也……其证,胸中烦热,口燥舌干,咽嗌亦干,大渴引饮,小便淋沥,或闭塞不通。"

通草利阴窍,治五淋,除水肿癃闭,泄肺。因其轻虚,可以去实,故除水肿癃闭。因其通脱,可以开塞通利,故利阴窍,治五淋,下乳催生。色白入肺,故泄肺。

通脱木[*Tetrapanax papyrifer* (Hook.) K. Koch]为五加科通脱木属常绿灌木或小乔木,高 1~3.5 米,茎髓白色,树皮深棕色新枝淡棕色,幼时密生黄色星状厚绒毛。叶大型,集生茎顶,掌状 5~11 裂,圆锥花序亦大型;小伞形花序有花多数;花淡黄白色,果实球形,紫黑色。(图 66-4)

通脱木分布于安徽、福建、广东等地,生于山地灌木丛、林缘和沟谷中。

中药通草为通脱木的干燥茎髓。秋季割取茎,截成段,趁鲜取出髓部,理直晒干。(图 66-5)

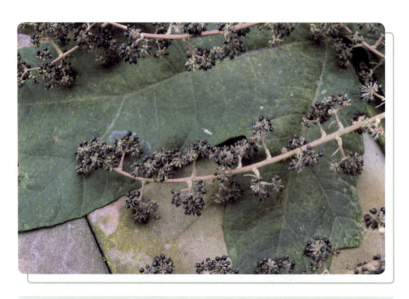

▶ 图 66-4　巨叶长穗紫果

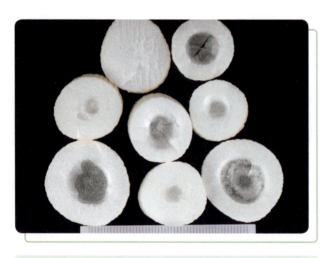

▶ 图 66-5　通草饮片

67

木槿：有女同车，颜如舜华

"有女同车，颜如舜华。将翱将翔，佩玉琼琚。"（《诗经·有女同车》）男女出游，同车的美女，面似一朵木槿花，体态轻盈，佩戴美玉。

舜华即木槿花，李白《咏槿》："芬荣何夭促，零落在瞬息。"木槿花朝开暮落，花开短暂，又名蕣、日及、朝开暮落花。

李时珍："此花朝开暮落，故名日及。曰槿曰蕣，犹仅荣一瞬之义也。"

《礼记·月令》："仲夏之月……鹿角解，蝉始鸣，半夏生，木槿荣。"

在五月的熏风和蝉鸣声中，木槿花悄悄绽放开来，那紫红、粉红、洁白的硕大花朵，或单瓣或复瓣，像牡丹芍药样华丽，像芙蓉样洁雅。只是它朝颜若灿霞，暮则黯然闭合。（图 67-1、图 67-2、图 67-3）

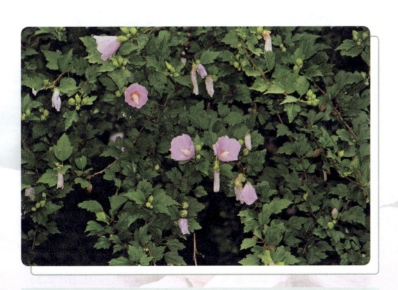

▶ 图 67-1　木槿

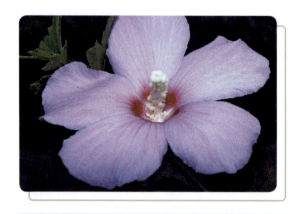

▶ 图 67-2　木槿花

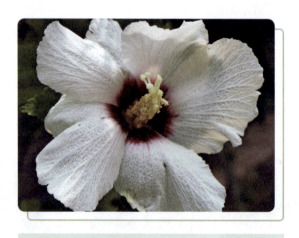

▶ 图 67-3　花开白色

　　李时珍："槿,小木也,可种可插。其木如李,其叶末尖而有桠齿。其花小而艳,或白或粉红,有单叶、千叶者。五月始开,故逸书《月令》云,仲夏之月木槿荣是也。结实轻虚,大如指头,秋深自裂,其中子如榆荚、泡桐、马兜铃之仁。"

　　木槿是真正的秀色可餐,尝尝粉面光洁的花,甘如饴,滑如葵。即使在中秋,枝老株黄,肤肉粗糙,老叶仍甘滑爽口。

木槿是锦葵科植物，同科的苘麻、蜀葵、秋葵、木芙蓉、黄花稔等都汁液涎滑。甘滑之味，曾是古人餐桌上的尚味，以甘滑调和诸味，《周礼》："凡和，春多酸，夏多苦，秋多辛，冬多咸，调以甘滑。"

木槿嫩叶、花可作茹食，又可作茗。捣汁洗诸物，去垢腻，洗发去垢，且使发色变黑。

《本草拾遗》："木槿，平，无毒。止肠风泻血，又主痢后热渴，作饮服之，令人得睡，入药炒用。"

《日华子诸家本草》："花，凉，无毒。治肠风泻血，赤白痢，炒用。作汤代茶吃，治风。"

李时珍："根并皮，治赤白带下，肿痛疥癣，洗目令明，润燥活血。花，气味同皮。消疮肿，利小便，除湿热。"

木槿皮及花，并滑如葵，故能润燥，滑利血脉活血。以滑去着，故治里急后重之赤白痢；以滑养窍，治皮肤毛窍、下部诸窍不利；以滑通利，通便逐积，利小便除湿热。

木槿（*Hibiscus syriacus* L.）为锦葵科落叶灌木，小枝密被黄色星状绒毛。叶菱形至三角状卵形，边缘具不整齐齿缺；叶柄长 5~25 毫米，上面被星状柔毛；托叶线形。花单生于枝端叶腋间，花梗长 4~14 毫米；小苞片 6~8，线形；花萼钟形，裂片 5，三角形；花钟形，淡紫色，外面疏被纤毛和星状长柔毛。蒴果卵圆形，密被黄色星状绒毛；种子肾形，背部被黄白色长柔毛。花期 7—10 月。（图 67-4、图 67-5、图 67-6）

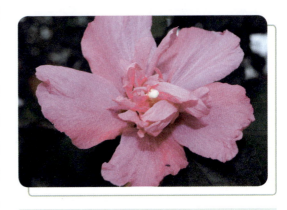

▶ 图 67-4　复瓣木槿花，似牡丹

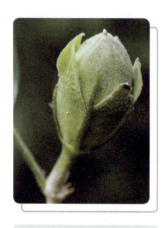

▶ 图 67-5　木槿果实

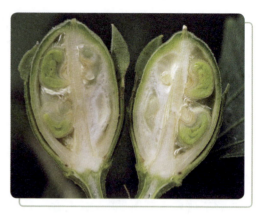

▶ 图 67-6　木槿种子

木槿分布于福建、广东、广西等地,各地亦广泛栽培。

木槿的花叶、茎皮、根、根皮均可入药。

68

皂荚树：长刺如矛，黑荚似刀

　　每当想起曾经的野外往事，蒙桑那熟透的椹子，就在春风陶醉中，被队长摇落了一地。

　　谷连谷，崖并崖，春光无限，佛慧山阴。

　　草木有情，各显风采。双生花是狗舌草和老鸦瓣，一个叶沾白绒，一个花垂金线；姊妹树是臭檀和苦木，一个臭气熏天，一个苦比黄连。

　　树中也有异类，孤傲冷漠拒绝亲近。你看它浑身生刺，黑刀高悬。"是皂荚树！"树干上，黑刺老硬，绿刺柔嫩。（图 68-1）

　　高高的皂荚树下，有许多弱苗，茎上也布满细刺。腐叶中落满肥皂荚，掰开时辛咸之气散出，不禁喷嚏咳嗽起来。（图 68-2）

　　洋槐样的叶子洋槐样的花，花穗一半绽放一半含苞。（图 68-3）

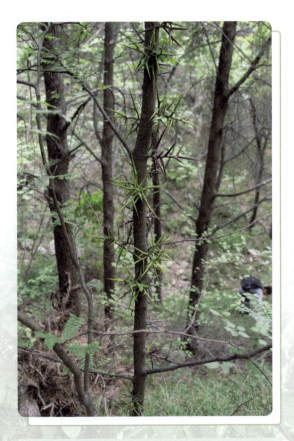

▶ 图 68-1　野生皂荚树上，长着绿刺和红刺

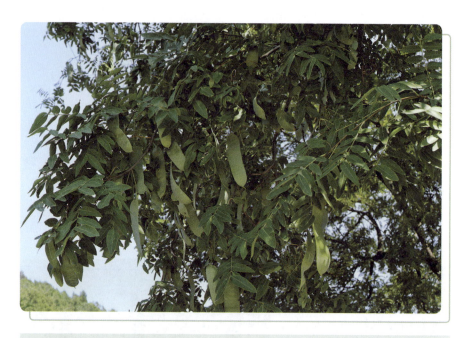

▶ 图 68-2　树上挂满绿皂荚

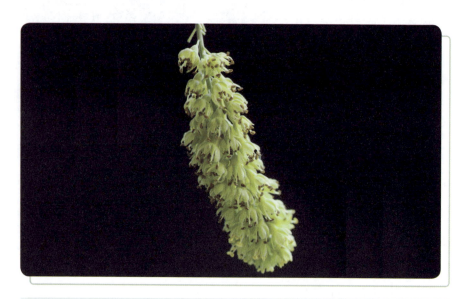

▶ 图 68-3　皂荚开花,繁密的花朵,聚集成花棒

仔细闻闻，皂荚花香好熟悉，先是浓浓的洋槐花味，余香则是玫瑰的香气。而此时，洋槐花和玫瑰也已经绽放。

皂荚形如大扁豆，长者盈尺，成熟后色黑，黑即皂色，故名皂荚。其肥厚多肉者，名肥皂荚。(图68-4)

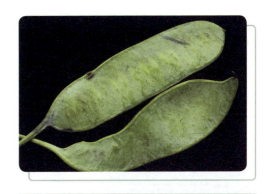

▶ 图68-4　嫩皂荚

肥皂荚是天然洗涤用品，将皮、弦子、种子去掉，留下黄绿色的果肉，捣碎，于水中搅和，或将皂荚砸碎，水煮取汁用，可洗发洗衣，去污涤垢。

用肥皂荚洗手。将其掰碎搓在脏手上，水一冲就洁净，搓在干净的手上，则泛生白沫。

《神农本草经》："皂荚，味辛，咸，温。主风痹死肌，邪气，风头泪出，利九窍，杀精物。"

皂荚树枝干堆生长刺，刺如长矛，为句芒之象，与风气感应，故能祛风，治风头泪出，风痹，及风痹日久，大肉陷下之僵肌死肌。滑可通利，滑可养窍，皂荚性滑利，能利九窍。

古人认为，红色为火，可辟阴邪，黑色亦可辟邪气杀鬼精（如黑碗、黑豆、黑驴蹄等）。皂荚色黑，状如长刀，高空悬挂，得名悬刀、刀皂，其形其色，均可辟邪气，杀精物。

皂刺，功用与荚同。因其锐利，能直达疮所，故为痈疽、妒乳、疔肿未溃之神药。又治疬风恶疮，胎衣不下，杀虫。凡痈疽已溃，不宜服。孕妇亦忌之。

皂荚（*Gleditsia sinensis* Lam.）又名刀皂、牙皂，为豆科皂荚属落叶乔木或小乔木。枝灰色至深褐色；刺粗壮，圆柱形，常分枝，多呈圆锥状。叶为一回羽状复叶。花杂性,黄白色,组成总状花序;花序腋生或顶生,荚果带状,劲直或扭曲,或有的荚果短小,弯曲作新月形,通常称猪牙皂,内无种子;果瓣革质,褐棕色或红褐色,常被白色粉霜。花期3—5月,果期5—12月。(图68-5、图68-6、图68-7)

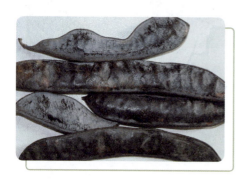

▶ 图 68-5 皂荚像大刀

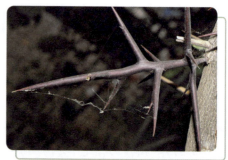

▶ 图 68-6 皂荚树老刺

皂荚产于河北、河南、山东等地,生于山坡林中或谷地、路旁。

中药皂角刺为豆科植物皂荚树的枝刺,全年均可采收。

中药皂角为皂荚的果实,果实成熟时采收。

中药猪牙皂为皂荚因受外伤等影响而结出的畸形小荚果,果实成熟时采收。

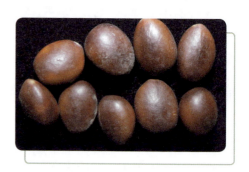

▶ 图 68-7 皂荚种子

69

栗:栗子为何入肾补肾

"山有漆,隰有栗。子有酒食,何不日鼓瑟。且以喜乐,且以永日。"
(《诗经·山有枢》)

一行人经黄巢水库西行,进入幽静的山谷,参天古木遮住日光。山里红长成了高大的乔木,麻栎树老得树干都枯了,身上长满云芝。

那棵遮云蔽日的老树,枝干斜出,插向云霄。举目望去,长满了绿色的刺球。队长:"栗子树!"按捺不住心头的激动,跟着队长爬上树,在枝干上排排坐,任山谷中飘荡的香风拂过。(图69-1)

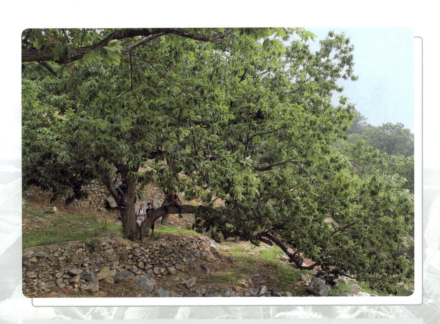

▶ 图69-1 好大一棵栗子树

栗树开花时节,山谷中浓郁而莫名的气味熏得人头昏脑涨,山里人将毛毛虫样的雄花晒干成辫,焚烧熏蚊虫。雌花在时光荏苒中生出嫩刺,慢慢长成栗蓬,秋风吹来,绿色变成褐色,更像缩成球的刺猬。(图 69-2、图 69-3、图 69-4)

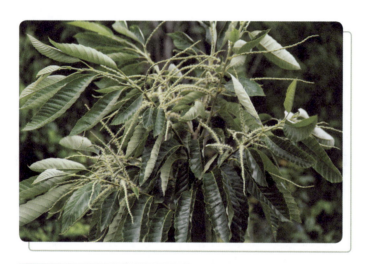

▶ 图 69-2　栗子雄花

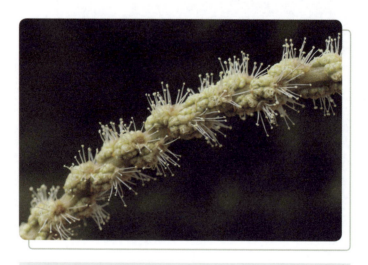

▶ 图 69-3　栗子雄花

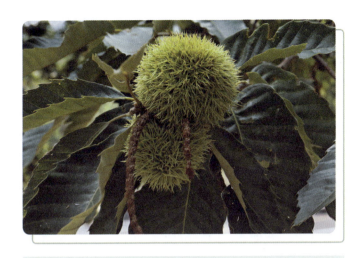

▶ 图 69-4　栗蓬，像绿色的刺猬

　　赤褐色的种子，三三两两地藏在栗蓬的刺壳中。奈何冷秋无情，栗蓬被吹开，种子不舍地从高空坠落。人行于空山中，清晰地听到"啪、啪、啪"的落地声。

　　《本草图经》："木极类栎，花青黄色，似胡桃花。实有房，汇若拳，中子三五，小者若桃李，中子惟一二，将熟则罅拆子出。"

　　以类相从是传统的思维方式，古人认为肾与冬令同类相应。肾主封藏，感应冬令。

　　《礼记·月令》："天气上腾，地气下降，天地不通，闭藏而成冬。"

　　冬气敛藏，故行藏令，器具宜口小肚子大，利于闭藏。养生也要应冬气之敛，为养藏之道。

　　《黄帝内经》曰肾应冬季，其主二阴，其谷豆，其果栗。均有闭藏之性。

　　五果有李、杏、枣、桃、栗。栗子的衣服，从外到内是蓬壳、硬皮、软皮，直观上，较其他四果多出三层皮，具包藏之性，而应藏令。故栗入肾的真正原因与肾脏、冬季一样，因闭藏之性而以类相从。五谷为食，五果为助，栗子入肾补肾。

《名医别录》："栗,味咸,温,无毒。主益气,厚肠胃,补肾气,令人耐饥。"

因蓬壳长长的芒针,栗子又名风栗、毛栗,栗蓬有穿透力,内服后可由内向外穿透痈肿,透脓治疮。

栗(*Castanea mollissima* Blume)为壳斗科多年生木本植物。乔木,冬芽长约 5 毫米,小枝灰褐色,托叶长圆形,长 10~15 毫米。叶椭圆至长圆形,常一侧偏斜而不对称,新生叶的叶背被星芒状伏贴绒毛或因毛脱落变为几无毛;单性花,雌雄同株,雄花序长 10~20 厘米;雌花 3~5 朵聚生成簇,1~3 (~5) 朵发育结实。成熟壳斗的锐刺有长有短,遮蔽壳斗外壁,壳斗连刺径 4.5~6.5 厘米;内包坚果栗子。花期 4—6 月,果期 8—10 月。(图 69-5、图 69-6)

栗除青海、新疆、海南等少数地区外,广布南北各地。现已广泛栽培。

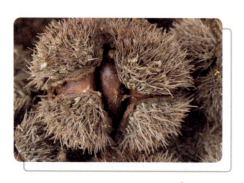

▶ 图 69-5　栗子成熟,栗蓬裂开

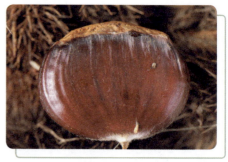

▶ 图 69-6　栗红色

桑寄生:山有木兮木有枝

山复山,水复水。斜风细雨里,一行人向群山深处奔走,进入四面环山的小路后,密林下深沟里流水哗哗,路边是长满毛刺的蝎子草,毛果扬子铁线莲爬上树木,树下是虎掌、卷萼铁线莲。山村入口,粗大的栾树斜于路上方,好似寨门。

村北山坳,有田可耕,莳五谷杂粮,种时令蔬菜。高粱穗子还是绿的,黍子、谷子正弯着腰。成片的黄烟尚未开花,栽培的桔梗一片蓝色。(图 70-1)

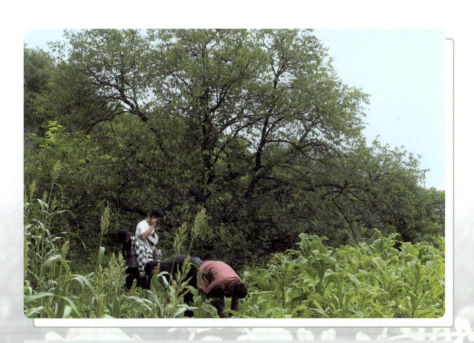

▶ 图 70-1　大杏树下,高粱秀穗,黄烟青翠

"日出而作，日入而息。凿井而饮，耕田而食。"（击壤歌）植菘苗儿的妇人，收玉蜀黍的父子，好个桃源景色。

环顾山边、堤堰，古树高耸，是柿子树、山楂树，还有古豆梨树。老海棠树像千年古槐一样，树干中空，树冠遮天蔽日。古山杏树最多，葎叶蛇葡萄、南蛇藤和杠柳，渐渐缘树而上。

看这棵杏树！枝端这么多绿色喜鹊窝。

行至树下，举目仰望，原来是蓬乱的小树枝，还结了果子。奇怪！这是山杏树啊？

队长兴奋地说："北桑寄生！又名杏寄生、宜枝、枝子。"（图70-2）

队长三两下就爬上了树端。

看那翠绿的叶子，嫩黄的果子，分明是树上长树，各自开花结果。寄生的枝子外皮好似杏树皮，宣脆易掰断，断面黄褐色。一串串晶莹的果子，饱含黏稠汁液。（图70-3）

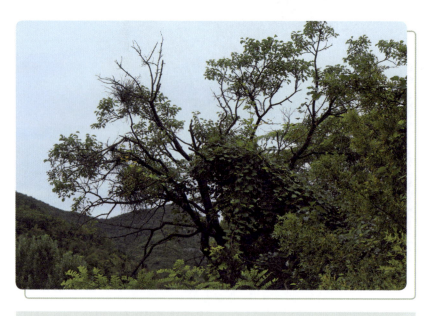

▶ 图70-2　发现杏树枝头长寄生

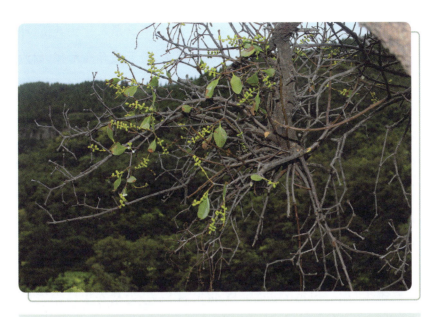

▶ 图 70-3　上树就近看杏寄生

《本草图经》："云是乌鸟食物,子落枝节间,感气而生。叶似橘而厚软,茎似槐枝而肥脆。三四月生花,黄白色。六月七月结实,黄色,如小豆大。三月三日采茎叶,阴干。凡槲、榉、柳、水杨、枫等上,皆有寄生,惟桑上者堪用……或云断其茎而视之,其色深黄并实中有汁稠黏者为真。"

桑上寄生,又名寄屑、寓木、宛童、萵。李时珍:"此物寄寓他木而生,如鸟立于上,故曰寄生、寓木、萵木。俗呼为寄生草。"

为何"惟桑上者堪用"? 寇宗奭:"古人当日惟取桑上者,实假其气耳。"古人认为,桑具生生之气,补益。

《神农本草经》:"桑上寄生,味苦,平。主腰痛,小儿背强,痈肿,安胎,充肌肤,坚发齿,长须眉。其实明目,轻身通神。一名寄屑,一名寓木,一名宛童。"

《药性论》:"能令胎牢固,主怀妊漏血不止。"

《本经逢原》:"寄生得桑之余气而生,性专祛风逐湿,通调血脉,故《本经》取治妇人腰痛，小儿背强等病。血脉通调，而肌肤眉发皆受其荫，即有痈肿，亦得消散矣。古圣触物取象，以其寓形榕木，与子受母气无异，故为安胎圣药。"

古人认为，寄生得木之余气，治余气之病。《本草崇原》："寄生感桑气而寄生枝节间，生长无时，不假土力，夺天地造化之神功……盖肌肤者，皮肉之余，齿者，骨之余，发与须眉者，血之余，胎者，身之余。以余气寄生之物，而治余气之病，同类相感如此。"

子莹亮能明目，其实明目，又因桑可去风，肝为风脏，而开窍于目，风去则目明。寄生立于枝端不着泥土，乃感风露之气以生，故服之亦有清虚之妙应，而轻身通神。

北桑寄生（*Loranthus tanakae* Franch. et Sav.）为桑寄生科桑寄生属半寄生落叶灌木，全株无毛；茎二歧分枝，一年生枝条暗紫色，二年生枝条黑色。叶对生，厚纸质，光滑，倒卵形或椭圆形。穗状花序，顶生；花两性，果球形，橙黄色，果皮平滑。花期5—6月，果期9—10月。（图70-4、图70-5、图70-6）

2020版《中华人民共和国药典》记载中药桑寄生为桑寄生 [*Taxillus chinensis* (DC.) Danser] 的干燥带叶茎枝，冬季至次春采割。《中国植物志》载其中文名为广寄生。也有学者认为应将中药桑寄生的来源修改为川桑寄生 [*Taxillus sutchuenensis* (Lecomte) Danser] 的干燥带叶茎枝。我们认为这两者均可作为中药桑寄生使用。

北桑寄生的带叶茎枝可以作为中药桑寄生的代用品。

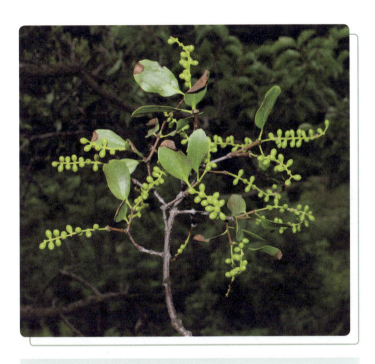

▶ 图 70-4　杏寄生果实，莹润多黏液

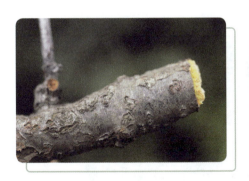

▶ 图 70-5　杏寄生枝干

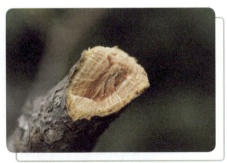

▶ 图 70-6　枝干断面

71

桑螵蛸：刀斧勇士，子房轻虚

螳螂，又名蚼螂、刀螂、拒斧、不过、蚀肬、石螂，其子房名螵蛸、蜱蛸、蟭蟟、致神、野狐鼻涕。

李时珍："蚼螂，两臂如斧，当辙不避，故得当郎之名。俗呼为刀螂，兖人谓之拒斧，又呼不过也。代人谓之天马，因其首如骧马也。燕赵之间谓之蚀肬。肬即疣子，小肉赘也。今人病肬者，往往捕此食之，其来有自矣。其子房名螵蛸者，其状轻飘如绡也。村人每炙焦饲小儿，云止夜尿，则蟭蟟、致神之名，盖取诸此。《酉阳杂俎》谓之野狐鼻涕，象形也。"

勇士刀螂，骧首奋臂，修颈大腹，二手四足，善缘而捷。其两臂如斧如刀，家乡人呼老刀，触之则怒，当难不避，虽羽翼未生者，亦斗志昂扬。持一根草梗，可与之斗上几个回合。(图71-1)

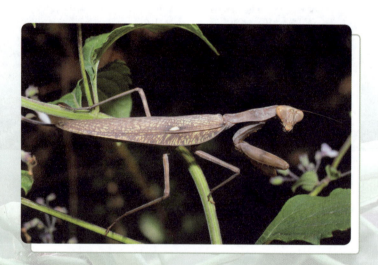

▶ 图71-1　螳螂

刀螂有勇有谋,也会落荒而逃。它也是心思周密之士,以须代鼻侦查情况,一前一却,真真假假,伺机而动,逮个蚂蚱并非难事,大嚼一顿以生气力。(图71-2、图71-3)

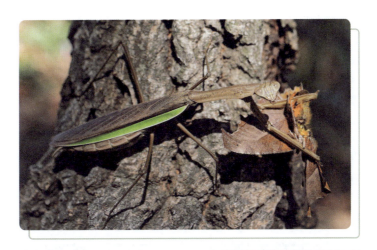

▶ 图 71-2　抓住隐蔽色的蝴蝶

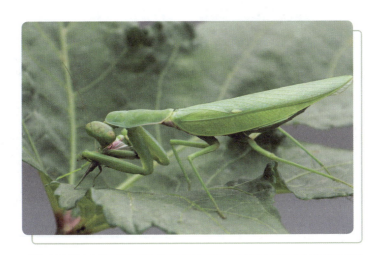

▶ 图 71-3　吃绿色的蚂蚱

最机灵处,能翳叶捕蝉,以至于古代术家取其翳叶作法,用以隐形。

深秋时节,刀螂颜色黯淡,大腹便便,虽仍挥舞巨斧,显然动作笨拙迟缓。为观察刀螂如何把卵产得这样轻虚有致,探视百草园拐枣树上的大腹螳螂四五天,它总是头朝下,不愿挪动,只是朝我舞刀弄斧。总是头朝下不累吗?几天后,不见了刀螂,在相邻的树上见到已经做好的子房。

不几日,出野外晚归时,目睹了刀螂产子于石壁上。不顾刀螂女士害羞,几个人仔细看呀看,原来它产出的是一堆白色泡沫,刚产出并不规则。空山中黯淡下来,没来得及看它如何把小宝宝安置在房子中,带着遗憾下了山。不过有所领悟,螳螂头朝下产子,大屁股正好将泡泡托住。(图 71-4)

螳螂亦并非仅于桑上产子,也产于杂树、石上(图 71-5)。故陶弘景:"俗呼螳螂为蚯螂,逢树便产,以桑上者为好,是兼得桑皮之津气。"桑具生生之气,且东方主生,故雷敩:"凡采觅须桑树东畔枝上者。"

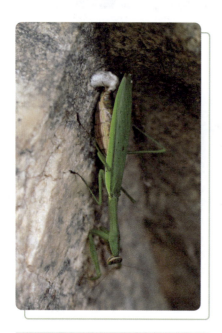

▶ 图 71-4 产卵于石上,刚产出的螵蛸为白色泡沫

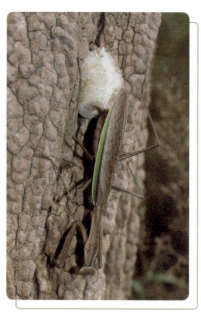

▶ 图 71-5 产卵于树干上,产程过半,已见螵蛸雏形

螳螂子房长寸许,大如拇指,其内重重有隔房,每房有子如蛆卵。横切一个新鲜子房,断面真像横切的橙子,格内有子,也有黄水直流。小时候,一把干草,即可将螵蛸烧熟,抠出一粒粒小蛆样的卵,美味无比。小孩儿哪知它益精固肾,只知尿床的小伙伴吃了就变成懒尿郎,这也是螵蛸的名字。

螳螂于诸虫中最有力,而其子最繁,则其肾之强可知。人之子,皆本于肾,以子补肾,气相从也。故治女子胞中伤损生疝瘕、血闭腰痛,男子虚损而阴痿。肾气足则开合有节,故通五淋,又涩精止遗尿。螵蛸之象粗糙枯涩,触之碍手,所谓涩可收敛,入肾而涩精敛尿。

《神农本草经》将桑螵蛸列为上品:"味咸,平。主伤中疝瘕,阴痿,益精生子,女子血闭腰痛,通五淋,利小便水道。一名蚀肬。生桑枝上。"

《名医别录》:"疗男子虚损,五脏气微,梦寐失精,遗溺。久服益气养神。"

或曰:螳螂性怒升,当辙不避,具生长迅发之机,故治男子阴痿,而益精生子,女子肝肾两虚,而血闭腰痛。螳螂捕蝉,一前一却,乃升已而降,自然之理,故又通五淋,利小便水道。

至芒种节后,小螳螂一齐出。故《月令》有云,仲夏螳螂生。(图 71-6)

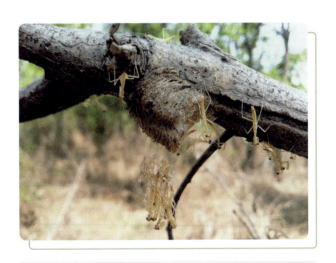

▶ 图 71-6 小螳螂出壳

桑螵蛸,为螳螂科昆虫大刀螂(*Tenodera sinensis* Saussure,1871)、小刀螂(*Statilia maculata* Thunberg,1784)或巨斧螳螂(*Hierodula patellifera* Serville,1839)的干燥卵鞘。以上三种分别习称"团螵蛸""长螵蛸"及"黑螵蛸"。深秋至次春收集,除去杂质,蒸至虫卵死后,干燥。(图71-7)

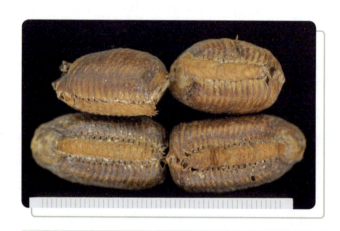

▶ 图71-7 螵蛸药材

通常所说的螳螂为螳螂科的常见物种,世界已知2 000多种,中国已知约140余种,包括中华大刀螳、狭翅大刀螳、广斧螳、棕静螳、薄翅螳螂、绿静螳等,均为无脊椎肉食动物。螳螂是昆虫中体形偏大的,体长一般55~105毫米,标志性特征是有两把"大刀",即前肢上有一排坚硬的锯齿,大刀钩末端有长有攀爬的吸盘。咀嚼式口器,上颚强劲。前翅轻柔,遮住身体全部为覆翅,后翅比前翅要薄,边缘透明色,中间成放射状的紫红色、伸展开呈现扇状。发育呈变态发育。

72

鸡:栖也知阴阳,鸣也知时刻

季春之月,"生气方盛,阳气发泄,句者毕出,萌者尽达"。(《礼记·月令》)青春之山野,卷曲的和直的芽都破土而出。

鸣鸠拂其羽,戴胜降于桑。应春生之气,禁止打猎捕鸟。

"田猎置罘,罗网毕翳,喂兽之药,勿出九门。"(《礼记·月令》)

鸭子水上漂,野鸡林中叫。"雄雉于飞,泄泄其羽……雄雉于飞,下上其音。"(《诗经·雄雉》)野鸡飞翔,徐来徐往。野鸡飞翔,上下鸣唱。

"哎!草丛里有窝蛋!""野鸡蛋?"

队长:"更像水鸟蛋。"(图 72-1)

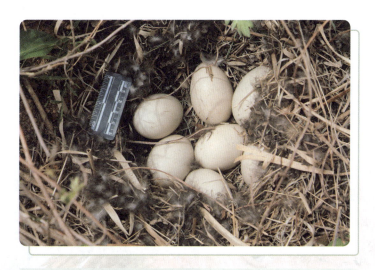

▶ 图 72-1 野外发现水鸟蛋

"看！松树下还趴着一只母鸡。"怎么赶它都不走，原来是在孵蛋。"哈哈！偷着抱窝的鸡！"（图72-2）

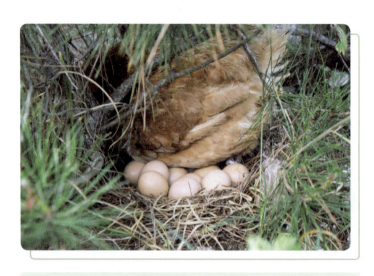

▶ 图72-2　老母鸡，野外抱窝

"鸡栖于埘，日之夕矣……鸡栖于桀，日之夕矣。"（《诗经·君子于役》）

在墙上挖洞成鸡窝，凿垣为鸡窝曰埘。夜色降临阴气重，鸡飞上埘上架。其栖也知阴阳，其鸣也知时刻。

鸡善飞翔，歌喉响彻。漫漫黑夜中，鸡是太阳的使者，鸡鸣阳气生，鸡叫三遍大地变光明。鸡为阳鸟，又名烛夜，一切魑魅魍魉阴邪鬼气皆怕鸡。（图72-3）

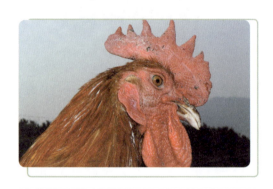

浴火的凤凰，日中的三足乌，跌落到地上就成了鸡。

鸡吃食喝水，还吃砂石瓦砾，或有幸刨到虫豸。鸡屎可见，没见过鸡撒尿呢？

▶ 图72-3　大公鸡，阳气盛

古人认为，鸡在卦属巽，在星应卯，无外肾而亏小肠。

宰只鸡，一起来观察一下吧。

鸡的肠子在鸡胃下部有二寸增粗，肛门上部之直肠有寸许增粗，其余部分粗细均匀，不像兽类有大小肠之分（图72-4）。古人认为大肠生屎，小肠产尿，人见鸡有屎无尿，故言无外肾而亏小肠。

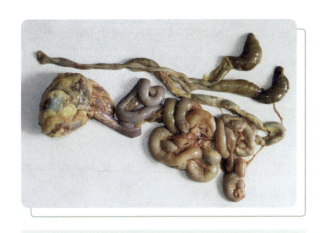

▶ 图 72-4 鸡肠粗细均匀

鸡嗉子下是鸡胃，打开鸡胃，内有食物和砂石，胃壁内层皱褶色金黄，轻轻揭下来就是鸡内金。（图72-5、图72-6）

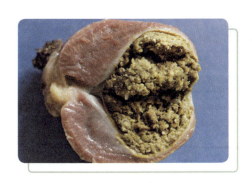

▶ 图 72-5 剖开鸡胃

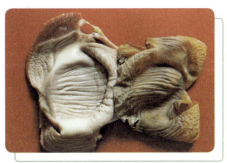

▶ 图 72-6 剥离鸡胃内壁和肌肉层

《神农本草经》："丹雄鸡,味甘,微温。主女人崩中漏下赤白沃,补虚温中止血。通神,杀毒,辟不祥。"

鸡为阳鸟,雄者为阳中之阳,丹为纯阳之色,治阴人阴部之疾,补虚温中止血,故主女人崩中漏下赤白带下。

鸡为凤凰、日乌落地,知阴阳知时刻,故通神,杀毒,辟不祥。

鸡头,杀鬼,东门上者尤良。治蛊,禳恶,辟瘟。李时珍："古者正旦,磔雄鸡,祭门户,以辟邪鬼。盖鸡乃阳精,雄者阳之体,头者阳之会,东门者阳之方,以纯阳胜纯阴之义也。"

鸡肠,主治遗尿、小便数不禁,亦治多尿之消渴。

鸡内金(图72-7),脆腔里黄皮,作为肠胃的一部分,实肠胃而止泻利,也用于止遗缩小便。

鸡屎白,主消渴,伤寒寒热。屎从大肠出,其中之白,主多尿之消渴。浊阴出下窍,阳鸟之屎白仍可祛寒邪。

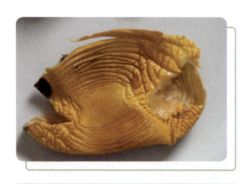

▶ 图72-7 鸡胃内壁,金灿灿的,名鸡内金

　　2001年,笔者从中医临床转至中医文献研究,在本草文献和本草理论研究中,困惑于不认识药用植物,不能理解文献对植物的描述,无法进行全面和深入的探究。文献中描述的形态、颜色、气味、质地、生境等,形象而又不能触及,渴望身临其境,观其形色,品其气味,像神农一样遍尝百草。梦想之门在2013年秋天打开,在学校的荒地上遇到了种植龙胆草的辛晓伟,那时他是研一的学生。从此,我们和种植百草园的学生组成队伍,在济南周围的山中认药、采药。后辛晓伟至山东药品食品职业学院工作,主持全国中药资源普查、山东省草本植物调查、昆嵛山植物调查等项目,我们一起游历山海持续至今。十几年来队友新旧更替,我们认识的植物越来越多,对本草文献、本草文化和本草理论的研究日臻深入和完善。

　　马祥女士曾与我们一起认药、尝药、解读本草,简单质朴又生动妙趣的学习方法让她怦然心动,对中医的热爱和使命感,让已成为医学编辑的她建议将此刊行,以飨同道。于是,笔者和辛晓伟、王聪聪在2016年9月试探性地创立了"守望本草"公众号,以文说图,讲述一次次进山和登岛的经历,看山中流云,浴海上波涛,览动植物生境,观赏洁白的银莲花,品尝甘甜的玉竹根,触摸柔软如皮的石韦,嗅野生玫瑰的香气。如此尝百草,诠释本草文献,研究本草理论、本草文化,一切都是那么自然而然、理所当然。8年来我们推出公众号作品200余期,今切磋组稿,约略采撷,著为小帙。

时在2024年秋

步瑞兰记于泉城历山之阳

1. 许慎. 说文解字[M]. 北京:中华书局,1999.

2. 段玉裁. 说文解字注[M]. 杭州:浙江古籍出版社,2002.

3. 沈德潜. 古诗源[M]. 北京:华夏出版社,1999.

4. 山海经[M]. 贵阳:贵州人民出版社,1995.

5. 司马迁. 史记[M]. 兰州:甘肃民族出版社,1997.

6. 周一谋,萧佐桃. 马王堆医书考注[M]. 天津:天津科学技术出版社,1988.

7. 孙思邈. 备急千金要方[M]. 北京:中医古籍出版社,1999.

8. 诗经[M]. 北京:长城出版社,1999.

9. 神农本草经[M]. 北京:科学技术文献出版社,1999.

10. 礼记[M]. 长沙:岳麓书社,2001.

11. 赵学敏. 本草纲目拾遗[M]. 北京:人民卫生出版社,1983.

12. 战国策[M]. 贵阳:贵州人民出版社,1996.

13. 赵其光. 本草求原[M]. 广州:广东科技出版社,2009.

14. 屈原,宋玉. 楚辞[M]. 太原:山西古籍出版社,1999.

15. 李时珍. 本草纲目[M]. 北京:人民卫生出版社,2002.

16. 唐慎微. 证类本草[M]. 北京:华夏出版社,1993.

17. 陈嘉谟. 本草蒙筌[M]. 北京:中医古籍出版社,2009.

18. 贾思勰. 齐民要术[M]. 北京:中国农业出版社,2009.

19. 葛洪. 抱朴子[M]. 北京:中华书局,1996.

20. 周礼[M]. 长沙:岳麓书社,2001.

21. 尔雅[M]. 上海:上海古籍出版社,2016.

22. 张志聪. 本草崇原[M]. 北京:中国中医药出版社,2008.

23. 素问[M]. 北京:人民卫生出版社,2006.

24. 周岩. 本草思辨录[M]. 北京:人民军医出版社,2015.

25. 王清任. 医林改错[M]. 北京:中国中医药出版社,2015.

26. 张璐. 本经逢原[M].北京:中国中医药出版社,2007.

27. 陈士铎. 本草新编[M].北京:中国医药科技出版社,2011.

28. 黄宫绣. 本草求真[M].北京:中国中医药出版社,1999.

29. 张仲景. 伤寒论[M].北京:人民卫生出版社,2005.

30. 庄子[M].上海:上海古籍出版社,2007.

31. 唐容川. 本草问答[M].北京:学苑出版社,2012.

32. 徐大椿. 神农本草经百种录[M].北京:学苑出版社,2011.

33. 李中立. 本草原始[M].北京:人民卫生出版社,2007.

34. 巢元方. 诸病源候论[M].北京:人民卫生出版社,2000.

35. 寇宗奭. 本草衍义[M].北京:中国医药科技出版社,2012.

36. 汪昂. 本草备要[M].天津:天津科学技术出版社,1999.

37. 郑洪新. 张元素医学全书[M].北京:中国中医药出版社,2006.

38. 李零. 郭店楚简校读记[M].北京:中国人民大学出版社,2000.

39. 河北医学院. 灵枢经校释[M].北京:人民卫生出版社,1998.

40. 缪希雍. 神农本草经疏[M].北京:中国医药科技出版社,2016.

41. 中国科学院中国植物志编辑委员会. 中国植物志[M].北京:科学出版社,1959—
    2004.

42. 国家药典委员会. 中华人民共和国药典[M].北京:中国医药科技出版社,2020.

43. 江苏新医学院. 中药大辞典[M].上海:上海科学技术出版社,1986.

32检